Über dieses Buch

Das „Unruhige Beine Syndrom" auch „Restless Legs Syndrom" (RLS) genannt, begleitet mich viel länger, als ich diese Krankheit überhaupt kenne bzw. diese Begriffe je gehört habe. Schon meine Mutter litt darunter und wurde dafür, fast ebenso wie für ihre Migräneattacken, von ihrer Umwelt verspottet, zumindest nicht ernst genommen. Nun habe ich selbst RLS und zwar schon seit vielen Jahren. Meine „Karriere" in diesem Leiden und die Menschen, die ich in der Zwischenzeit virtuell im Internet und auch in Persona traf, brachten mich auf die Idee, im Gegensatz zu meiner üblichen Gewohnheit, kein literarisches, sondern ein Sachbuch zu schreiben. Es soll in lockerem Ton das Thema RLS mit all seinen Facetten aufgreifen, darstellen und vor allem den Betroffenen vor Augen führen: Ihr seid nicht allein, euch kann in gewissem Maße geholfen werden und das Leben ist dennoch lebenswert und das erst recht, wenn ihr eure Zappelbeine ernst nehmt. Auch der Bereich Nebenwirkungen der zur Symptomlinderung notwendigen Medikamente nimmt einen breiten Raum ein. Besonders, weil sie durchaus nicht selten sind und dabei sehr massiv sein können. Allerdings erkauft man sich damit ein einigermaßen symptomarmes, erträgliches Leben; schließlich handelt es sich bei RLS um ein primär zentralnervöses Leiden, das (ähnlich wie Parkinson) im wesentlichen durch die Beeinflussung des Zentral Nervensystems behandelt wird.

Der Autor

Dr. Uwe Kullnick, ist Biologe mit den Schwerpunkten Neuro- und Sinnesphysiologie. Seine weiteren Qualifikationen sind Anthropologie, Mikrobiologie und (Sexual-)Psychologie. Er forschte lange an der Universität Braunschweig zum Thema Beeinflussbarkeit neuronaler Strukturen durch (elektro-)magnetische Felder. Er lehrte Physiologie an den Universitäten Essen, Duisburg und Braunschweig. Später war er in der strategischen Unternehmungsleitung eines internationalen Konzerns für Risikothemen und Risikokommunikation zuständig. Er bereiste als Experte über 60 Länder und hielt über zweihundert Vorträge und Symposien. Seine Medienpräsenz umfasste, Fernseh-Interviews, Radiosendungen und zahlreiche Experten-Features. Seit einiger Zeit schreibt er Kurzgeschichten, Erzählungen, Romane, Kinderbücher und nun, nach seiner Dissertation, sein erstes Sachbuch.

Restless Legs

Restless Legs

Pest in den Beinen

Millionen Menschen mit „Unruhigen Beinen“

Dr. Uwe Kullnick

EDITION EXOVO
2. überarbeitete Auflage

Bibliographische Information der Deutschen Nationalbibliothek:
Die Deutsche Nationalbibliothek verzeichnet diese Publikation in der Deutschen Nationalbibliothek; detaillierte bibliographische Daten sind im Internet über http://dnb.d-nb.de abrufbar.
Schrifttyp: Garamond 12
Impressum:
Dr. Uwe Kullnick
uwe.kullnick@email.de
Restless Legs – Pest in den Beinen
Covergestaltung © Uwe Kullnick
Coverbild © ZARA Stetten, Hamburg
Illustration *Restless* Fred Rauch
Korrektorat XinXii.com
ISBN: 978-1480158924
ISBN-13: 1480158925

Für meine Mutter, die an einer Krankheit litt, die kein Mensch (er-)kannte, und über die wir nur den Kopf schüttelten. Entschuldige, Mama! .

INHALT

DANKSAGUNG

Ich danke der Restless-Legs-Syndrom (RLS) Sprechstunde des Klinikums Rechts der Isar. Eine Sprechstunde dort, eine sehr gründliche Anamnese, einige Blutuntersuchungen, ein Rezept, der Gang zur Apotheke, und die nächste Nacht, ebenso wie viele danach, waren gerettet. Ach, hätte ich doch schon eher dorthin gefunden!

ACHTUNG NEBENWIRKUNGEN

Bevor Ärzte, Fachleute oder „informierte Laien“ über mich herfallen:

Dies ist KEIN medizinischer Ratgeber !

Es ist die thematische Bestandsaufnahme eines RLS-Betroffenen, der sich mit der Thematik auseinander gesetzt hat, mit der Krankheit lebt und anderen Betroffenen und potenziellen Kandidaten davon erzählt, um sie anzustupsen, ihnen Mut zu machen, über ihre Krankheit zu sprechen, weil so viele unter ihr leiden und keine Ahnung haben, was sie eigentlich so quält. Betroffene können vielleicht ein wenig Trost finden, mit dieser elenden Zappel- und Zuckerei nicht allein auf der Welt zu sein. Vielleicht muss der Eine oder Andere auch mal über sich und die Mitbetroffenen schmunzeln, denn ich geh‘ die Sache locker an. Denn ich denke, die Krankheit ist ernst genug. Ich habe dieses Büchlein nach bestem Wissen geschrieben, erhebe aber nicht den Anspruch auf Fehlerfreiheit oder umfassende Darstellung des Gebietes „RLS“. Geht man davon aus, dass 4-6 % der über 30-jährigen am RLS leiden, bei den über 60-jährigen sind es wahrscheinlich sogar mehr als 11 %, dann ist es ein Buch für eine große Gemeinde von Betroffenen. Hey, ich bin einer von euch, und mir ist beim Schreiben des Textes und der ausführlichen Recherche so einiges klar geworden, was mir das Leben schon früher um einiges erleichtert hätte, und mir so ganz nebenbei auch etliches über mich und meine physischen und psychischen Veränderungen in den letzten Jahren verriet, die auf das Konto von RLS bzw. der medikamentösen Behandlung gehen. Wobei ich gleich sagen möchte, dass ich dankbar

bin, dass es diese Medikamente gibt und ich keine wirkliche Alternative dafür erkennen kann. Dennoch bleibt RLS für mich die **Pest in den Beinen**.
Eine Art Disclaimer: Sollte ich irgendwo ein ® vergessen habe, geschah dies versehentlich. Ein Hinweis wird es für künftige Ausgaben korrigieren. Auch schreibe ich alle Urteile und Beurteilungen von Medikamenten und Anwendungen/Therapiens aus meiner eigenen Erfahrungen heraus oder aufgrund persönlicher bzw. internetzugänglicher Berichte und nicht als Autorität in medizinischen oder alternativmedizinischen Belangen. Es ist auch keine allgemeine Expertenmeinung. Ich schreibe aus der Sicht des informierten, persönlich Betroffenen.
In diesem Buch finden sich garantiert folgende Nebenwirkungen:

Sehr häufig: Humor, Galgenhumor, Zynismus, Sarkasmus und Selbstironie.
Häufig: Persönliche Erfahrungen sowie Äußerungen Dritter, Informationen aus dem Internet und aus wissenschaftlichen bzw. nicht-wissenschaftlichen Publikationen, Foren und Gesprächsgruppen, zufälligen Gesprächen und Wartezimmern. Sowie massenweise Mitgefühl mit Betroffenen.
Gelegentlich: Optimismus, Mut, harte Fakten, klare Worte, Adressen, Links und Hinweise, wo man einfach nachsehen kann, um Hilfe oder fachliche Unterstützung zu bekommen.
Selten: Hoffnung.
Sehr selten: Resignation, Verzweiflung, Wut, Ärger, Unmut.
Immer: Verständnis für alle Erkrankten; alle Läufer, Steher, Zappler, Müde, Zermürbte und für Nebenwirkungsgequälte, eben für Menschen, die diese stille, wenig diskutierte Krankheit bekamen, ohne sie sich gewünscht zu haben. Alles Gute für die, deren Leiden noch nicht erkannt wurde, damit sie endlich aus dieser selbstzerstörerischen Mühle der beginnenden Krankheit rauskommen und etwas dagegen tun können. Also insbesondere für dich, denn: Wetten, du hast Restless Legs!?

DIESES BUCH LEBT

Ich habe das Buch so konzipiert, dass sowohl die E-Book-Version, als auch das gedruckte Buch permanent Updates bekommen kann. Das heißt, schickt mir bitte eure Erfahrungen, Eindrücke, Schilderungen und neuen Erkenntnisse. Ich prüfe die Zusendungen und wenn etwas anfällt, erweitere ich die Bücher spätestens alle 6 Monate. Das ist durch die neuen Medien wie E-Books und CreateSpace relativ leicht möglich, und dadurch ist das Buch immer auf dem neusten Stand. Wenn ihr möchtet, werdet ihr in der Zitatliste genannt (auch Nicknames aus Foren). Die E-Book-Version kann nach einer Neuauflage bei AMAZON.de auf Anfrage unentgeltlich heruntergeladen werden, wenn man sie einmal gekauft hat. Ich beabsichtige, bei Veröffentlichung einen Blog ins Internet zu stellen. Ihr könnt mir helfen, ihn, begleitend zu den üblichen Foren, zu einem nützlichen Tool zu machen.

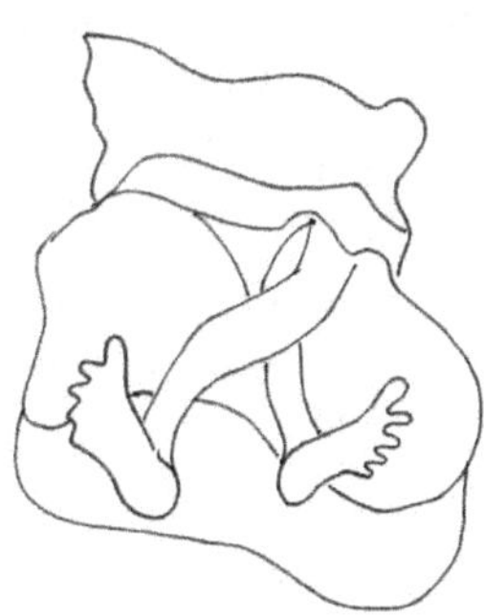

DAS BESTE SIND STEHPARTIES

Wer beim Fernsehen einfach nicht mehr sitzen bleiben kann, nachts aus dem Bett springt, weil seine Beine ihm sagen, er soll endlich das Bett verlassen, um in der viel zu kleinen Wohnung auf und ab zu rennen, obwohl seine Lider bleischwer auf die Augen drücken. Wer bei Omas Geburtstagsfeier lieber die Tassen und Teller rein und rausräumt und abwäscht, als sitzen zu bleiben, wer hofft, dass der neue Film im Kino wirklich spannend ist, damit er 3 Stunden Stillsitzen ertragen kann, wer gern zu Vernissagen geht, weil er auf diesen Partys unauffällig stehen kann, Häppchen in den Mund schiebt und zufrieden auf die noch so langweiligen Bilder schaut und grauenhafte Gespräche über das Œuvre des Meisters anhören muss. Und wer nicht weiß, was zuerst kommt: das Zappeln der Beine oder die Angst davor. Kurz, wer wissend oder unwissend unter dem Restless-Legs-Syndrom, also unter „unruhigen Beinen" leidet - ja: leidet - denn es ist ein rechtes Kreuz damit -, der sollte dieses Buch unbedingt lesen. Vielleicht soll er es lieber anhören, das kann er nämlich auf dem Smartphone, Tablet oder mp3-Player, wenn er im Halbdunkel mehr schlafend als lebendig durch die Bude rennt. Es wird ihn nicht retten können, aber vielleicht trösten, beruhigen, informieren, ablenken, aufrütteln, zum Missionar für die Aufklärung über diese blöde Krankheit machen, damit andere Zappler sich nicht mehr völlig hilflos fühlen oder an ihrem Verstand zweifeln, und er wird Selbstbewusstsein bekommen. Zappler wie er, wie du, sind keine Spinner. Sie sind krank, und sie können in bestimmten Grenzen etwas tun, damit es ihnen besser geht. Mein Leben jedenfalls wurde durch Wissen und den richtigen Arzt wieder wirklich lebenswert. Scheiß auf meine neue SIFROL®-Paranoia! Und noch eine Frage: Litt Zappelphilip unter kindlicher RLS und nicht unter ADHS?

WENN DIE BEINE GEWITTER HABEN

„Was für eine blödsinnige Überschrift", höre ich den Nicht-Zappler oder Anfänger in Sachen 'Ich leide an Restless Legs' sagen. Nein, es ist so, wie ich sage. Das Gefühl, wenn sich am Anfang der Krankheitskarriere erstmals langsam eine Art Energiewelle in den Beinen aufbaut, ist tatsächlich wie ein Gewitter. Zuerst beginnt es nur in einem Bein und ist wie ein neuronaler Tsunami, der auf den Strand einer stillen Küste aufläuft. Doch ist das Geschehen nicht weit davon entfernt, wie sich in der Atmosphäre immer größere Potenzialdifferenzen aufbauen und um dann, nachdem man sie bemerkt und versucht hat, sie mit Willenskraft zu beherrschen und sie zu unterdrücken, dennoch mit unmenschlich sicherer, harter und gemeiner Art zuschlagen und das Bein zum Zucken bringt, ebenso wie ein Blitz die Luft erschüttert. Auch der Donner fehlt nicht! Der Beinblitz, der neuronale Entladungssturm beschießt das Bein, es zuckt wie ein unter Strom stehendes Glied und erzeugt einen inneren Donner, der so was wie „Schlaf" oder „in Ruhe lesen" oder „einer Fernsehsendung folgen" mit Macht hinwegfegt und sofort die Angst vor der nächsten Welle am Horizont erscheinen lässt. Wovon ich spreche? Vom „Syndrom der unwillkürlichen Beinbewegungen". Es wird auch „Unruhige Beine Leiden" genannt oder auch „Restless-Legs-Syndrom" (kurz: RLS), wenn man es Englisch benennen will[1].

Doch vorher vielleicht noch etwas persönliches Gejammer über dieses scheiß Restless-Legs-Syndrom. Kennt ihr das auch: Ihr seid müde und kaputt und setzt euch hin? Vor dem Schlafen wollt ihr

[1] Die medizinischen Anmerkungen kommen immer mal zwischendurch im Text, aber zusammenfassend habe ich sie unter dem Punkt ETWAS HINTERGRUND dargestellt. Dort findet man auch allerhand Links und Hinweise.

noch etwas lesen. Ihr sitzt gemütlich im Sessel, das Licht ist richtig, die Lesebrille auf der Nase, die Decke über die Beine und jetzt erst mal richtig durchatmen. Das Buch „Die Wende – Vom Mittelalter zur Renaissance" liegt schon eine Weile auf dem kleinen Tisch neben dem Sessel, aber jetzt wollt ihr noch ein paar Seiten lesen, bevor ihr Schlafen geht. Das Kapitel geht gut los, ihr seid mitten in der Zeit vor 500 Jahren und genießt die Erkenntnis, die vermittelte Geschichte einem verpassen kann. Alles ist wunderbar. Das Leben und die Kultur lassen grüßen.

Doch dann ist plötzlich irgendwas anders. Es ist so, als wäre irgendwo in eurem Körper ein winziger Motor angesprungen, der euch von einer Sekunde zur anderen beunruhigt. Ihr ruckelt Euch zurecht, und während ihr euch bewegt, ist es verschwunden, und ihr taucht wieder in das Buch hinab.

Dann ist es wieder da, und ihr merkt, was es ist. Der innere Kondensator wird geladen. Mehr und mehr Ladung läuft auf seine Platten und die Spannung steigt. Ihr merkt: Euer Bein bekommt Spannung, und ihr bewegt es vorsorglich ein wenig und vertieft euch mit Macht ins Buch, doch die Aufmerksamkeit schwindet. Ihr beobachtet wie die Beine immer voller laufen. Immer mehr Bewegungsdrang entsteht in ihnen. Jetzt ist es gleich soweit. Verdammt, ihr habt doch die Tablette genommen. Das sollte nicht passieren. Aber der Pegel steigt, und dann – dann legt ihr resigniert das Buch beiseite, steht auf, legt die Decke in den Sessel und beginnt einfach, stumm und ohne Theater im Zimmer auf und ab zu gehen. Geht hin und her, bis euch im Gehen die Augen zufallen und ihr an die Wand gelehnt stehen bleibt. Aber die Beine treiben euch weiter, und so marschiert ihr weiter. Dann erwischt euch der Sekundenschlaf im Arbeits- oder Wohnzimmer, so dass ihr an die Wand rennt, oder den Schrank streift oder auf irgendetwas tretet, das euch stolpern lässt. Dann ist es vielleicht so weit. Ihr geht mit fast geschlossenen Augen ins Schlafzimmer, alles ist vorbereitet, und ihr legt euch hin und schlaft tatsächlich ein. Der letzte Blick auf den Wecker zeigt: Es ist 23:44 Uhr

Auf 00:32 Uhr steht die Uhr, und eure zuckenden Beine treiben euch aus dem Bett, und ihr geht wieder wandern. Noch eine halbe Stunde und noch eine. 03:04 Uhr. Wieder ins Bett und kein Schlaf. 03:45 Uhr. Noch ein Versuch, und es klappt. 07:00 Uhr, der Wecker klingelt. Die Welt ist nicht in Ordnung, obwohl der Radiosprecher

sich Mühe gibt, euch das einzureden; aber im Augenblick schweigen die Beine. Ja, jetzt, aber was nutzt es? Die Arbeit ruft.
Das ist Alltag beim Restless-Legs-Syndrom im fortgeschrittenen Stadium. Doch nun zu unseren Leidensgenossen in der Schönen Literatur.

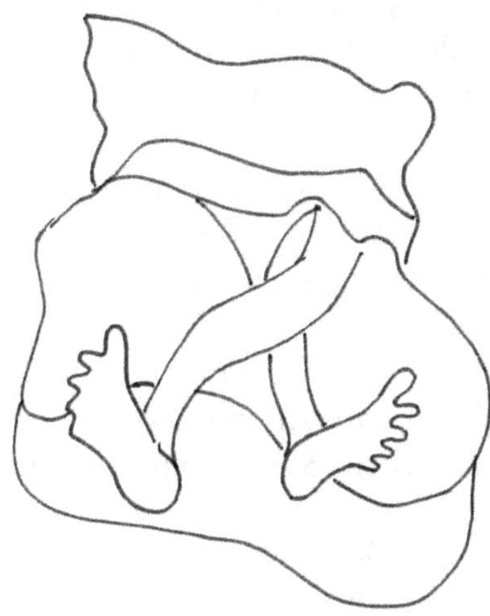

DER ANFANG

Es war ein langer Tag, schnell noch was Essen, ein bisschen fernsehen, schöne Tiersendung, aber du bist hundemüde, und dir fallen die Augen immer schon zu. Es ist erst zwanzig nach neun und noch zu früh, um ins Bett zu gehen. Aber du raffst dich auf, machst schnell, was nötig ist und fällst ins Bett. Kaum noch Zeit zum ausgiebigen Gähnen, da bist du schon weg. Süße Schwärze legt sich auf deine Seele, und so kann es bleiben. Du kannst morgen ausschlafen. Morgen ist Samstag.

Dann wachst du auf, warum auch immer. Drehst dich um, willst weiterschlafen, drehst dich noch mal um, aber irgendwas passt nicht. Kribbeln, Ziehen, Drücken, Schmerzen, kurz: die Beine nerven. Ein Blick auf die Uhr zeigt, dass du gerade eine halbe Stunde geschlafen hast. Kein Wunder, dass du Augen hast wie ein Bassett.

Solche Situationen sind oft der Anfang einer steilen Karriere in den Wahnsinn. Was dann folgt, ist meistens ein unendlich langer Weg der Selbstbeobachtung, der Hausmittelchen, der Einschlafhilfen und der Selbstberuhigungsmethoden: Heiße Milch mit Honig, Fernsehen bis man halb ohnmächtig auf der Couch zusammensinkt, um dann ins Bett zu fallen und (zumindest im Anfangsstadium der Krankheit) wieder einzuschlafen. Wer weiß wie lange? Wenn man sich nicht mehr anders zu helfen weiß, dann gilt es ins Bad zu eilen und die Beine kalt abzuduschen, kalte Tücher aufzulegen, selbst zu massieren, oder die genervte Ehefrau zu bitten, einem das Bein oder auch beide zu kneten, seltsame Verrenkungen mit den Beinen zu machen, den Muskeltonus so weit aufzubauen, dass einem fast die Muskeln reißen, in die Knie gehen bis die Muskeln vor Anstrengung zittern und die Beine flattern. Hauptsache irgendwas machen, nur nicht weiter stillhalten. Dann befindet man sich am Anfang einer Odyssee in das

Innere des neuronalen Orkus, der mit den uns eigentlich so brav durchs Leben tragenden Beinen verrückt spielt. Das „Unruhige Beine Syndrom" (Restless-Legs-Syndrom, RLS) is On the Road. Dann kann man ahnen, was auf einen zu kommt, wenn sich das weiter entwickeln sollte. Und kein Zweifel - es wird schlimmer, fast immer. Jahrelang helfen sich die Betroffenen mit solchen und tausend anderen Maßnahmen, wenn sie langsam merken, dass mit ihren Beinen etwas nicht stimmt. Selbstberuhigung wie: Ich habe zu lange gesessen, ich muss mich mehr Bewegen, ich sitze, stehe, liege zu viel, ich muss auf meinen Zucker aufpassen, ich muss mich besser ernähren, ich sollte wieder mehr Fahrrad fahren, Treppen laufen und noch die vielen anderen Ideen, auf die man kommt bei der Frage, was wohl die Ursache für diese unsinnigen Bein-Nerv-Phänomene sein könnte.
NEIN, liebe Leute, das ist alles nicht die Ursache. Ihr seid krank. Ihr habt RLS im Anfangsstadium, und seid um Himmels Willen froh, wenn es dabei bleibt. Die Chance dafür scheint nach heutigen Schätzungen bei unter 50 % aller Erkrankten zu liegen. Wobei ich der Meinung anhänge, dass davon noch etliche einfach still vor sich hin leiden, ohne zum Neurologen zu gehen bzw. ohne eine richtige Diagnose zu erhalten, die ihnen helfen würde.

Wie auch immer: Es gibt einige Merkmale, die euch helfen können (wenn ihr nicht, wie ich auch, zu den armen Schweinen gehört, die notgedrungen ohnehin schon alles über diese Krankheit aus erster Hand wissen) zu erkennen, wo ihr steht, und ob ihr auf dem RLS-Trampelpfad seid. Denkt mal kurz nach, ob ihr euch und euren, vielleicht nur temporären Zustand, in diesem kleinen Fragebogen erkennt:

- Wenn du sitzt oder liegst: Fühlst du dann manchmal oder öfter seltsame und unangenehme Missempfindungen an den Beinen?
- Musst du im Liegen oder Sitzen mit den Beinen zappeln? Heißt: Hast du das verdammte Gefühl, deine Beine bewegen zu müssen?
- Haut es dich nachts oft schon kurz nach dem Einschlafen oder beim Mittagsschlaf unbarmherzig aus dem Bett oder vom Sofa, und du musst einfach aufstehen? Falls du liegen bliebest: Würdest du einfach sterben? Ich übertreibe ein klein wenig, aber es geht einfach nicht, liegen zu bleiben, stimmt's?

- Alles wird besser und erträglicher, wenn du aufstehst und herumläufst.

Hast du mehr oder weniger überall JA gesagt, dann brauchen wir kaum noch weiter zu spekulieren, woran du leidest. Es sind die sogenannten „unruhigen Beine“, das Restless-Legs-Syndrom. Pech gehabt, lieber Freund, liebe Freundin. Das wirst du nun bis zum Ende nicht mehr los. Es sei denn, du glaubst an irgendeinen Heiligen, und der schneidet die entsprechenden Kabel in deinem Hirn oder Beinen oder sonst wo durch. Bedanke dich bei deinen Erzeugern oder deren Eltern, obwohl die auch nichts dafür können. Irgendeiner hat dir das genetisch angehängt, und nun musst du damit leben. Ein Blick ins nächste Kapitel wird uns zeigen, dass diese Krankheit durchaus nicht neu und keine Zivilisationskrankheit ist, für die die sie uns öfter verkauft wird. Wenn man tiefer hinsieht, findet man sogar in der belletristischen Literatur deutliche Hinweise dafür.

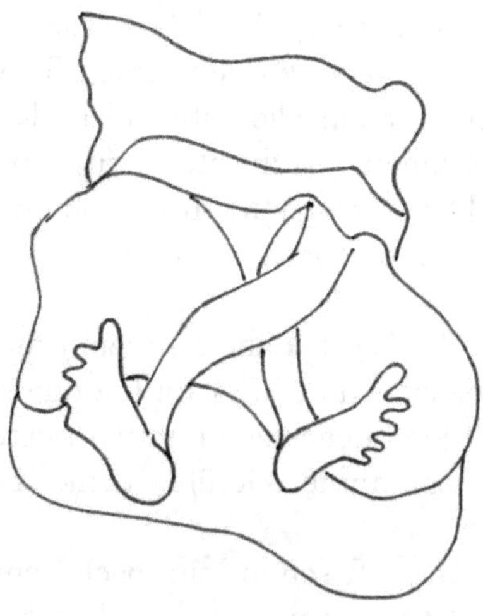

LITERARISCHE WANDERER

Google versagt kläglich, zumindest in deutscher Sprache; also versuche ich es auch noch in Englisch, aber das Ergebnis bleibt schwach. Einiges weiß ich selbst bzw. habe es mir überlegt und zusammengereimt und anhand meiner eigenen Erfahrungen erklärt. Es ist ein bisschen so, als würde man in der Literatur nach den Spuren von Tuberkulose (Thomas Mann, *Tristan* „Gott sei Dank es ist nicht die Lunge“, Bem. d. A.: Es war Luftröhrentuberkulose) oder Abtreibungen, Störungen des Geistes, der Syphilis, der Pest oder profaner Herzkrankheiten suchen, um festzustellen, an welcher Krankheit der alte *Stechlin* (Fontane) wohl starb, oder womit eigentlich die Leute auf dem Zauberberg von Thomas Mann geschlagen waren, Kleists „Geisteskrankheit“ zu erklären, oder aus der Beschreibung der Schmerzen Zolas *La joie de vivre* die Gicht herauszulesen. Ich lasse jetzt mal die Vermutungen beiseite, an welchen Geisteskrankheiten Jeanne D'Arc gelitten hat oder diverse Leute aus der Bibel, die wilde Erscheinungen hatten.

Wir können davon ausgehen, dass die Krankheit der unruhigen Beine eine alte Erscheinung im Leben der zivilisierten Mitteleuropäer ist. Finden wir doch in Anekdoten über Kaiser Wilhelm bei Fontane eine, die uns so nebenbei erklärt, dass der alte Kaiser hin und her, auf und ab gehen musste (um seine Beine zu beruhigen, nehme ich zumindest an), denn: An Tagen mit schlechtem Wetter, an denen er nicht hinaus gehen konnte, wanderte er in geschlossenen Räumen umher. (*Der Stechlin*, Theodor Fontane, Kap. 33[2]) Ein deutliches Zeichen für „Restless Legs“.

[2] http://gutenberg.spiegel.de/buch/4434/34

Im *Zauberberg* finden sich an mindestens zwei Stellen spöttische Bemerkungen Thomas Manns gegenüber den „Herren mit den unruhigen Beinen“. Einem sehr deutlichen Hinweis auf eine Symptomatik die, ebenso wie ewig lange die Migräne, von der nicht zappelnden Umwelt verleugnet, bezweifelt oder unterschätzt wurde. Mehr Hinweise hätte ich gern zusammengetragen, finde aber keine. Manchmal ist Google also nicht wirklich die Lösung. Wer Textstellen kennt, kann sie mir gern posten, ich bin sehr neugierig darauf. Ich bin sicher, sie finden sich, wenn auch manchmal verborgen in zahlreichen Romanen.

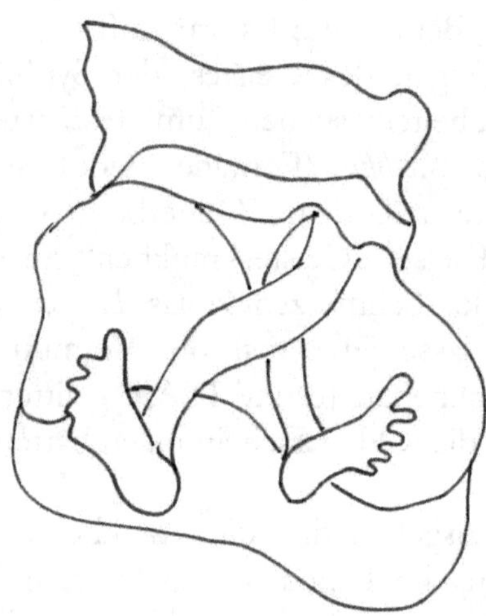

ES WIRD SCHLIMMER

Mittlerweile ist klar: Du gehörst zu den Millionen, bei denen RLS wirklich zuschlägt. Woher ich das weiß? Folgende Symptome und Verhaltensweisen treffen zusätzlich zu den oben genannten auch auf dich zu. Du hast RLS:

- Weil es dich in fast jeder Nacht aus dem Bett katapultiert, und du herumläufst wie ein Zombie, wenn die Müdigkeit dich bei der Wende in der Küche gegen den Schrank laufen lässt.
- Weil du weiterlaufen musst, denn sowie du aufhörst, ist es wieder da, dieses verdammte Zappeln und die Schmerzen und das Blitzen in den Beinen.
- Weil du keine Nacht mehr durchschläfst.
- Weil diese miesen Missempfindungen und das Bedürfnis nach Bewegung abends und nachts immer viel schlimmer als morgens und mittags sind.
- Weil der Zustand mittlerweile an 4-7 Tagen der Woche auftritt.
- Weil deine Füße und/oder Zehen sich manchmal von allein bewegen, wenn du versuchst, ruhig zu liegen oder zu sitzen.
- Weil es dir schwer fällt, ein Buch zu lesen, weil kaum hast du dich in die Zeilen vertieft, deine Beine jammern, dass du ihnen zu wenig Aufmerksamkeit widmest.
- Weil langes Sitzen im Auto (selbstfahren geht ja noch einigermaßen), im Theater, Kino und bei Flügen sehr unangenehm ist.
- Weil die Symptome am Nachmittag und Abend mehr und stärker werden.
- Weil du wegen Schlafdefizit tagsüber hundemüde bist und mit offenen Augen einzuschlafen drohst (Sekundenschlaf).

- Weil du, wenn du in deiner Familie herumfragst, Tante Gabi einfällt, dass Oma, Opa und Schwester Irmgard auch immer jammerten, solche „Zustände“ zu haben.

„Sollten die etwa auch???“, fragst du. „Ist das etwa erblich?“ Ach du lieber Gott, auch das noch.

Ja, verdammt, es ist erblich. Um hier mal genauer zu sein: Eine genetische Prädisposition ist bei den Kindern zu erwarten, wenn Verwandte ersten Grades (also Mutter, Vater, oder deren Geschwister) unter den oben geschilderten Symptomen litten. Du hast es wahrscheinlich deshalb an den Hals bekommen, weil deine genetische Grundausrüstung dir dieses nette Geschenk, gut verpackt in deiner DNA, mitgegeben hat. Nur die Ausprägung ist noch unklar. Alles ist drin: von leichtem Zappeln und „Ach sind meine Beine wieder schwer und nervig heute“, über „Ich werde wahnsinnig und habe wieder Krieg mit den Beinen“, bis hin zur Dauerschlacht und dem Leben im neuronalen Gewitter unterhalb der Hüfte und den Tornadoausläufern in deine Arme hinein. Also von „erträglich“ und „ein bisschen unangenehm“ bis hin zu „Ich bin am Ende, ich will nicht mehr“ und der totalen Kapitulation, wobei du die weiße Fahne schwingen kannst, soviel wie du willst. Dein Körper (besser gesagt: dein Gehirn) hat ein Eigenleben beschlossen und sich die Beine zur Spielwiese erkoren. Es zieht durch die Neuronen zu den Muskeln, fängt dort einen Streit nach dem anderen an und lässt dir keine Ruhe. Tief im Innern der Beine wuchern diese Zuckschlangen durch die Muskeln und an den Knochen entlang. Deine Nervosität steigt - Auch wenn diese Beinzuckerei schon Grund genug dazu ist, ist unklar, ob diese Unruhe nicht auch zu RLS selbst gehört. Na egal. Zu wissen, wer hier Henne oder Ei ist, bringt dem Betroffenen keinen wirklichen Vorteil.

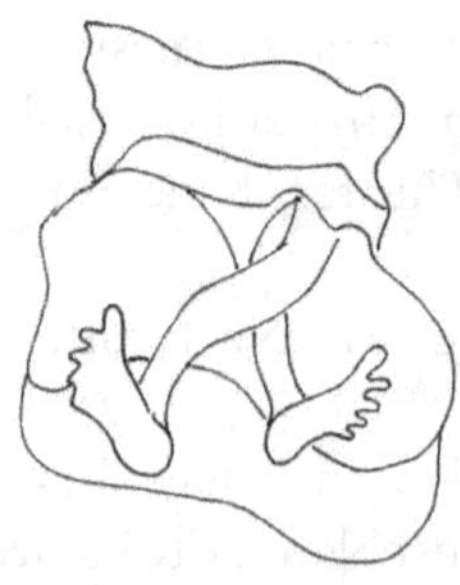

SCHWANGER WANDERN

„Als wäre der Tag nicht mühsam genug gewesen“, sagt sich Petra und wuchtet ihren dicken Bauch aus dem Bett. Nur noch ein paar Tage, dann wird ihr kleiner Sohn geboren werden. Aber in den letzten zwei Monaten war es schon eine heftige Herausforderung für sie, durchzuhalten. Nein, es ging gar nicht um die Schwangerschaft als solche, die verlief gut. Alle Vorsorgeuntersuchungen und Tests waren positiv verlaufen. Emotional waren Mutter und der zukünftige Vater gut vorbereitet und freuten sich auf das Kind. Doch Petras Nerven lagen am Boden. Warum? Sie konnte einfach nicht mehr ruhig schlafen. Es ging ihr wie fast 25 % der Schwangeren[3]. Kribbeln, Ziehen und Brennen in den Beinen; immer dann, wenn sie schlafen oder sich einfach nur ausruhen wollte. Das unangenehme Gefühl ist übermächtig und hindert sie am Entspannen und Schlafen. Das rächt sich natürlich. Sie ist übermüdet, wird immer gereizter und unausgeglichener. Klar hat sie ihren Arzt gefragt. Der hat ein bisschen hilflos ausgesehen, ihr geraten sehr genau ihre Eisenpräparate zu nehmen und ansonsten Hausmittel empfohlen. Welche das waren? Na, das Übliche: kalte Fußbäder und Abreiben der Beine, Massagen der Beine mit Händen und Bürsten, Yoga und progressive Muskelentspannung usw. Ja, und wie ging es Petra danach? Mit viel Glück konnte sie, erschöpft wie sie immer war, einschlafen, bis es sie wieder aus dem Bett herausjagte, und sie und der Kleine in ihrem Bauch in ihrer kleinen Wohnung herumwanderten. So hatte sie sich den beginnenden Mutterschaftsurlaub auch nicht vorgestellt. Da half ihr auch der Trost nicht:

[3] http://www.liliput-lounge.de/themen/restless-legs-syndrom/

„Bei den meisten Müttern nehmen die Symptome nach der Entbindung wieder ab oder verschwinden sogar." Bis zur nächsten Schwangerschaft. Petra durfte gar nicht daran denken, dass ihre Familienplanung ein weiteres Kind beinhaltete, bei dem die Gefahr groß war, wieder unter RLS-Symptomen zu leiden. Stärker sogar als bei der vorherigen Schwangerschaft. Sauer war sie gewesen, als ihre Hebamme mit Homöopathie, Schüssler-Salz und Akupunktur kam. Erstens glaubte sie an diese Dinge überhaupt nicht, und zweitens hatte sie mittlerweile genug gelesen, um zu wissen, dass es nicht so einfach war, sich von RLS-Symptomen zu befreien, es sei denn mit bestimmten Medikamenten. Diese Wirkstoffe und Schwangerschaft waren genauso ausgeschlossen, wie beim Schlafen mit Schlafmitteln nachzuhelfen.

Petra seufzte tief, wenn sie nachmittags oder nachts durch die Wohnung schlich, die Hände unter den Bauch gelegt; um sich das Gewicht zu erleichtern, wanderte sie hin und her um das Ziehen, die Schmerzen und das Kribbeln der Beine überhaupt aushalten zu können. Manchmal lehnte sie sich an die kühle Glasscheibe der Balkontür und hoffte, dass es endlich vorüber ginge. Aber auch das hielt nur kurz. Wandern war das einzige Mittel der Wahl, und mittlerweile hatte sie gelernt, in diesem seltsamen Zustand zu wandeln, der zwischen Schlafen und Wachen changierte. Dann ging sie endlich zurück ins Bett, schloss die Augen und wäre um ein Haar eingeschlafen. Und nun fing Junior an, zu toben in ihrem Bauch. Wahrscheinlich hatte ihn der Spaziergang animiert, es schon mal mit Fußballübungen zu versuchen. Doch irgendwann schlief Petra völlig übermüdet und entkräftet ein. Sie schlief 3-4 Stunden, dann holte sie das morgendliche Zappeln wieder aus dem Bett. Resigniert wanderten Junior und sie in die Küche und machten Frühstück. „Ein ungemütliches Leben", dachte sie. Recht hat sie. Blöde RLS, blöde.

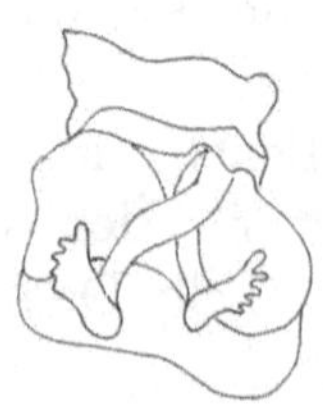

300 JAHRE SIND ZUWENIG

Vor 300 Jahren wurden die Symptome schon beschrieben. Sollten nicht inzwischen alle Mediziner davon wissen und die sehr offensichtlichen Anzeichen erkennen können?
Johannes, ein junger Mann, leidet unter diesen seltsamen Schmerzen in den Beinen, dem Bewegungsdrang, der Schwierigkeit sich zu konzentrieren und ist damit in guter, leidender Gesellschaft. Nur auf die richtige Idee bringt ihn keiner. Dann geht er doch zu einem Arzt, Hausarzt natürlich. Der untersucht seinen Allgemeinzustand, fragt hier, drückt da und schickt ihn dann nach Hause: Bemerkung: „Sie müssen sich mehr bewegen!" Ja super, er redet mit einem 18-jährigen, der joggt und Fußball spielt. Erst sieben Jahre und unzählige schlaflose Nächte, im Stehen und gehend verbrachte Stunden, in denen er mit dem Buch in der Hand gelernt hat, was er für die Ausbildung und Studium brauchte. Später ging er erneut zu einem Arzt, einem Neurologen übrigens. Er fragte dies und fragte das und schickte ihn dann wirklich ebenfalls ohne Diagnose nach Hause.
Hallo? Seit 300 Jahren ist die Krankheit, zumindest die Symptomatik, beschrieben. Nur weil in den Lehrbüchern wenig davon steht, dass es einen auch schon in jungen Jahren erwischen kann, kommt er nicht auf das Naheliegende? Anfang 30, als er schon ein wirklich schwerer Fall ist, kommt endlich die richtige Diagnose.
Viel Leid, viele Schmerzen, unendlich viel Zappelei, schlechter Schlaf und Unruhe, durchlittene Flüge, Theateraufführungen, Vorlesungen und Arbeitsmeetings später wird er durch die richtige Medikation zu einem neuen Menschen.
Susanne leidet unter den gleichen Symptomen und kommt gar nicht erst auf die Idee, dass dies eine Krankheit sein könnte. Irgendwie hat sie es bisher immer hinbekommen, nicht verrückt zu werden, vor

allem, wenn sie still sitzen musste. 10 Jahre Selbstdisziplin, Hausmittelchen und warme Milch zum Einschlafen oder sonstige Rituale haben ihr einen Leidensweg bereitet, der (noch) nicht Existenz bedrohend war, aber eines war er sicherlich: völlig unnötig. Das sind diese unsäglichen Fälle, wo es (auch durch eigene Unkenntnis) völlig schief geht. Dabei sind die Symptome seit ungefähr drei Jahrhunderten bekannt. Die Erkrankung selbst wurde 1945 von K. A. Ekbom[4] beschrieben.

Die Via Dolorosa ist der Leidensweg in Jerusalem, den Jesus mit seinem Kreuz auf der Schulter zurückgelegt haben soll. Auch heute gibt es Leidenswege, die zurückgelegt werden müssen. MÜSSEN? Nein, nein und nochmals nein. Es ist die Unwissenheit, die Unwissenheit etlicher Mediziner. Ja, sogar die, ich nenne es mal „Ungeschicklichkeit" etlicher Neurologen, die einer Volkskrankheit (Bem.: Wenn 7-10 % der Bevölkerung daran leiden, sollte man es wohl „Volkskrankheit" nennen) nicht genügend Aufmerksamkeit schenken und den Leidenden selbst.
Wie wäre es übrigens, wenn in den Schulen (und zwar immer mal wieder) im Lehrplan der Biologie und Umweltkunde das Thema „Volkskrankheiten" einen breiteren Rahmen einnehmen würden? Nach der Devise: „Lasst uns mal darüber reden, woran ihr in späteren Jahren wahrscheinlich leiden werdet, woran ihr diese Krankheiten erkennt, und wo ihr damit hingeht?" Vielleicht auch so etwas wie: „Fragt eure Eltern mal nach den Medikamenten, die sie nehmen - dann wird klar, wie nah und überall diese Erkrankungen sind." Ach, ich höre schon den Aufschrei der Leute: „DATENSCHUTZ!" Der Sinn dieser Aufklärung ist nicht Spionage im häuslichen Bereich oder des Medikamentenschranks oder Angstmache, oder Hypochonder zu züchten, sondern den Menschen unnötige Leidenswege einfach zu ersparen. Das gilt sicher nicht nur für RLS, sondern für alle Volkskrankheiten wie Diabetes, Adipositas, Schäden des Halteapparates, Bluthochdruck, Alkoholismus, Depression etc. Vielleicht wird es auch Zeit für eine breitere Definition des Ausdruckes „Erste Hilfe"? Selbstverantwortung, eine tolle Vokabel der Krankenversicherungen (wenn es um Geld geht). Bei RLS geht es um Geld, denn solange die daran Leidenden nicht wissen, was sie haben, solange nehmen sie

[4] Ekbom KA.Restless legs: a clinical study.Acta Med Scand.1945;158(suppl):1-122

keine Medikamente gegen die Symptome; heilbar ist es leider, ebenso wie die meisten Erkrankungen, an denen wir leiden, nicht. Bleiben nur Medikamente oder die in Punkt „MEDIKAMENTE – AUS PATIENTEN-SICHT“ angesprochenen Mittel zur Symptombekämpfung. „Also lieber keine Kampagne.“, sagen die Versicherer. Sie sehen wahrscheinlich schon so etwas wie „Zappelnde aller Bundesländer vereinigt Euch“, oder „Steht auf, nicht nur des nachts, weil ihr Gewitter in den Beinen habt“, oder: „Zuck‘ nicht länger, geh’ zum Arzt“ und: „Unruhige Beine sind keine Bagatelle.“
Wie auch immer. Wissen muss her. Bei Kranken, Ärzten, Neurologen, Betroffenen und überhaupt.

Übrigens nur dadurch, dass ich darüber sprach, dass ich dieses Buch schreibe, kam ich ins Gespräch mit einigen Leuten, die mir schon nach wenigen Worten ihre Beschwerden schilderten. Es war ziemlich klar: Hier sind RLS-Kandidaten, und ich schickte sie mit den notwendigen Vorinformationen versehen zum Neurologen. Rückmeldungen gaben mir Recht, und die Betroffenen hatten die Hilfe gefunden, die sie brauchten. Also: Das Reden über RLS hilft!

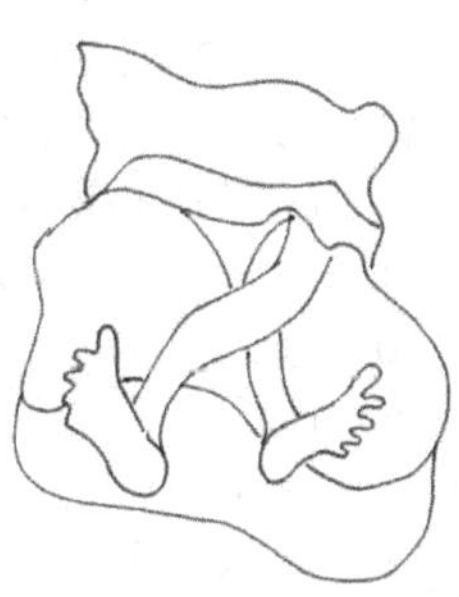

STEHEN IN 12.000 METERN HÖHE

Ich bin unterwegs nach Beijing. Nonstop München-Peking, 11 Stunden wird er dauern. Ich bin in der Businessklasse unterwegs und kann den Flug genießen. Die Flugbegleiterinnen sind außerordentlich reizend, nehmen mir mein Jackett ab, kümmern sich darum, dass ich etwas zu Trinken bekomme nach der langen Anreise in die Maschine auf meinem Platz 16D - meinem Lieblingsplatz in diesem Flugzeugtyp - nicht zu nah an den Toiletten und der Bordküche. Auch die Flugbegleiter rennen hier nicht so volle Pulle an mir vorbei und wecken mich, wenn ich während des langen Nachtfluges schlafen sollte. Es ist ein schöner Platz. Aber das Beste daran ist: Hier ist genug Platz, um während des Fluges zu stehen und nicht im Weg zu sein. Was für ein Unsinn. Da habe ich einen 3.000 Euro Flug nach Beijing und zurück mit Schlafsitz, Abendessen, Frühstück, Gin Tonic so viel ich möchte, die neuesten Filme bis zum Abwinken, und was überlege ich? Wo kann ich in der Nacht gut stehen? Ich will es erklären. Es war meine prädiagnostische Phase des RLS. Ich litt schon eine ganze Weile (um genau zu sein seit mehreren Jahren) unter den quälenden Missempfindungen seiner Beine. Sie schmerzten, zuckten unkontrolliert, brannten, waren einfach unruhig, und sie sind vor allem immer in meinem Bewusstsein, so wie ich zur Ruhe kam. Nach dem Einchecken und Einsteigen, Zurechtsetzen, Drink nehmen, Menü aussuchen, schon mal einen Sherry oder Gin Tonic trinken, damit man nach dem Essen gut schlafen kann, das Menü essen, dazu einen Film sehen und die ersten beiden Stunden herumbringen, kommt dann die Entspannungsphase. Wir fliegen in die Nacht hinein, und es wird still im Flugzeug. Die Kabine wird abgedunkelt. Schnell noch einen G&T damit man schlafen kann, Augenbinde drauf, Ohrstöpsel rein, Decke über den müden, satten Körper und

nun einschlafen. Einschlafen. Einschlafen. Hoffentlich einschlafen. Es hat geklappt. Eine Stunde habe ich geschlafen. Dann meldeten sich die Beine. Der Liegesitz ist eben kein wirkliches Bett und etwas unbequem, und ich rutschte nach unten. Die Beine stoßen gegen das Fußbrett, und da sind sie wieder: Diese verdammten Beine mischen sich in den Schlaf ein. Sie erinnern mich daran, dass sie da sind, sich langweilen und irgendwie beschäftigt werden müssen. Nun ahnt man sicherlich, weshalb die „16D" für mich so wichtig ist. Ich stehe auf, stelle mich so neben meinen Sitz, dass ich den Kopfhörer aufhaben kann und sehe im Stehen Fernsehen. Der Purser kommt zu mir. „May I help you, Sir?" Nein danke, ich muss nur stehen, mir tun die Beine weh. „Ach so", antwortet er verständnisvoll und lässt mich stehen. Das beste, was er tun kann.
2-3 Stunden später bin ich so müde und meine Beine so lahm, dass ich mich wieder hinlegen kann. Ich schlafe ein und gefühlte 10 Minuten später wird das Kabinenlicht angedreht, die Fensterklappen gehen auf, und die brutalen Sonnenstrahlen machen uns alle für das Frühstück wach. Eine tolle Nacht.
So wie nach Beijing stand ich jahrelang in 10-12.000 Metern Höhe auf allen möglichen Tag- und Nachtflügen, ob in Business- oder Holzklasse auf den Gängen herum und litt still vor mich hin. Wenn es Stehplätze gegeben hätte, ich hätte sie gebucht. Ach, hätte ich doch damals schon gewusst, dass es Hilfe gibt! Die richtige Diagnose und Therapie hätten mir das Leben erheblich erleichtert. Der Non-stop-Flug hat mir Qualen beim Fliegen bereitet und manchen schönen Flug versaut.
Wie ist es heute? No Problem! Ich nehme eine halbe SIFROL® mehr, achte auf die Verschiebung meines Tag-Nacht-Rhythmus und habe meine Ruhe. Meistens! Leider wirkt das nicht immer und vollständig und so stehe ich manchmal doch noch herum.
Ein Tipp: Wenn du des Nachts oder auf langen Flügen einsame Menschen mit genervtem, gequälten Gesicht stehen siehst, geh einfach hin und zitiere den Titel des Buches: „Wetten, dass Sie RLS haben!?" Entweder, er weiß es schon und hat seine Medikamente vergessen, und du kannst ihm vielleicht aushelfen, oder er weiß es noch nicht, dann kannst DU ihm helfen. Erzähl ihm, was du über die Krankheit weißt, und empfiehl ihm einfach das Buch.
PS: Gleiches gilt natürlich auch für Züge und Busse.

HAUSMITTEL ALS MINUTENHILFE

Du kennst das: Man kommt auf sein wie auch immer geartetes gesundheitliches Problem, und schon wird so gut wie jeder Gesprächspartner zum Experten, zumindest zu einem Ratgeber, und die Sätze: „Hat meine Schwiegermutter auch!“, und „Hast du schon mal .... versucht?“, mögen ja gut gemeint sein, sind aber meistens nervig. Ob es sich um Migräne handelt (da ist es besonders schlimm weil offenbar dauernd was darüber in den Zeitschriften steht, die man ja nur beim Friseur, oder Arzt oder Fußpfleger liest)? Oder es ist Fußpilz, Diabetes, Rheuma oder Kurzsichtigkeit („Mach doch mal Sehtraining!“ – grrrr). Immer kommen Ratschläge daher.

Bei unserem Thema, RLS, ist es nicht anders. Allerdings wird leider deutlich weniger darüber geredet. Es ist inzwischen mehr oder weniger akzeptiert, einfach zu sagen: „Sorry, ich konnte gestern nicht kommen, hatte schwere Migräne“, ohne dass man sich völlig bekloppte Kommentare anhören muss. Auch wenn man über seine Diabetes klagt, wird man wenigstens ernst genommen. Wenn ich als gestandener Mann jedoch darüber spreche, dass ich unruhige Beine habe und deshalb nicht einschlafen oder ausruhen kann, dann bekomme ich entweder einen schrägen Blick und den netten Rat: „Dann musst du eben ein Bierchen mehr trinken, dann geht's schon“, oder aber es wird in die Kiste der Hausmittel gegriffen, über die man ja, wie gesagt, gerade erst beim Friseur gelesen hat. Spätestens dann wird es nervig.

Warme Fußbäder, kalte Fußbäder, massieren, klopfen, Kniebeugen, spazieren gehen, Fahrrad fahren, Dehnübungen, Magnesium, Eisen, keinen Alkohol, warmes Bier, nicht rauchen, Massagen mit Teebaumöl, Estragonöl und sogar Chinin werden genannt.

Nun will ich ja nicht bestreiten, dass im Anfangsstadium das ein oder

andere vielleicht sogar als Ritual ausgeprägte Verfahren oder Mittel hilft (oder zu helfen scheint), aber viel besser ist auf jeden Fall der Gang zum Arzt und eine saubere Diagnose. Dann kann man immer noch versuchen, sich mit kalten Güssen etc. Erleichterung zu verschaffen. Witzigerweise wird ein Mittel, das nun garantiert für eine Weile wirkt, wenn man sich nicht schon zu weit in der Leidenstiefe verirrt hat, gar nicht erwähnt. Das muss wohl damit zu tun haben, dass man darüber nicht spricht bzw. es als temporäres Therapiemittel wohl für die meisten etwas fremd wirkt. Neugierig? Näheres sieh im Kapitel „MEDIKAMENTE – AUS PATIENTENSICHT“ und „SEX ALS THERAPIE“.
Insbesondere der Hinweis auf Sport vor dem Schlafen erscheint mir sehr problematisch, da Sport (insbesondere Ausdauersport) die Symptome oft nur verstärkt. Es wird häufig berichtet, und ich habe das auch schon mehrfach erlebt. Wenn ich gegen Abend mit meiner Frau auf dem Golfplatz unterwegs war, kam ich abends unter schweres Geschütz meiner Beine. Oft auch trotz pünktlicher Einnahme meines Medikaments. Die Beine ließen mich beim Abendessen schon nicht mehr in Ruhe. Also stand ich schon eine oder zwei Stunden nach dem Spiel hinter meinem Fernsehsessel, trabte auf der Stelle und musste mein Brot aus der Hand essen - das gleiche nach längeren Fahrradfahrten. Da ich gerade über Abendessen spreche. Angeblich ist es ja gleichgültig, ob man die Medikamente vor oder nach dem Essen nimmt. Bei mir scheint das nicht so zu sein. Ich versuche es so einzurichten, dass ich die Tablette mindestens 30 Minuten vor dem Essen nehme. Dann wirkt sie normalerweise so, dass erst gar eine Symptome auftreten. Wenn ich es allerdings beim oder unmittelbar vor oder nach dem Essen tue, lässt die Wirkung länger auf sich warten, und meine Beinchen melden sich zu Wort. Dann ist wieder umher marschieren im Büro oder Wohnzimmer etc. angesagt, bis wieder Ruhe einkehrt. Mag es an der jeweils spezifischen Pharmakokinetik liegen oder an etwas anderem; egal, es ist nur wieder ein äußerer Zwang mehr, dem ich im Zusammenhang mit RLS gehorchen muss. Apropos Zwänge: Früher hatte ich Sorge, meine Schilddrüsentabletten zu vergessen, heute habe ich eine SIFROL®-Paranoia, aber darauf komme ich noch zurück.

DAUERSCHWIMMEN, MARATHON & FAHRRADFAHREN

232 Stunden Dauerschwimmen im Meer!
Unglaublich? Na ja für Menschen schon, aber ein Eisbär hat das schon mal vorgemacht. Nun ist nicht verbürgt, ob Eisbären auch unter RLS leiden, aber wenn, dann stehen ihnen nach dieser Leistung einige wirklich sehr ungemütliche Nächte bevor. Damit sind wir mitten in der Diskussion, ob man mit RLS (Leistungs-/Ausdauer-) Sport treiben kann, sollte oder darf.
Das kommt drauf an. Die Antwort wäre salomonisch, wenn sie nicht ein so ernstes Thema beträfe. „Na toll!", höre ich dich maulen. Ich verstehe deine Unzufriedenheit durchaus. Aber ich versuche mal die Frage systematisch anzugehen. Am besten mit dem, was ich selbst erlebt habe und erlebe.
Am Anfang meiner Krankheit waren meine Beine oft schwer oder taten weh, oder ich hatte das Gefühl, ich müsste sie ab und zu bewegen und wusste aber noch nichts von RLS. Meine „Therapie" , mein Sportprofil zu dieser Zeit? Squash, sehr viel Squash sogar. 2-3 Mal die Woche mehrere Stunden, fast leistungsmäßig. Außerdem Rennerei im Institut und viel Stehen am Labortisch. Abends hatte ich manchmal heftige Schmerzen in den Beinen, aber ich konnte nicht erkennen (versuchte es aus Unkenntnis damals auch gar nicht), dass es andere als Anstrengungsgründe hatte. 10 Jahre später. Bei Ruhe nach dem Abendessen, Fernsehen, fingen die Beine an zu schmerzen, mir schnürten sich scheinbar die Oberschenkel von hinten ab, und ich zappelte schon, hatte aber immer noch keine Ahnung von RLS. Ich schnappte mir vor dem Schlafen gehen meine Frau, und wir gingen bei Wind und Wetter spazieren. Schnellen Schrittes eilten wir durch die einsamen Straßen unserer Wohnsiedlung. Danach war es meistens weg, und ich konnte schlafen. Seit 20 Jahren spiele ich Golf.

Anfangs sehr häufig und sportlich - heißt: schnellen Schrittes über den Platz marschieren - Berg und Tal waren kein Problem, und anschließend ging es mir meistens gut. Nur in den letzten Jahren machten mir diese verdammten Schmerzen in den Beinen mehr und mehr zu schaffen. RLS wurde inzwischen diagnostiziert, und ich nehme meine Medikamente 3 Mal am Tag. Und wenn ich Golf spiele und entspannt dabei bin, nicht hetzen muss und in flachem Gelände spiele, dann hält es sich mit den Schmerzen und dem übermäßigen Zappeln in Grenzen. Oft aber, wenn ich mich sehr angestrengt habe, wirken die Dopa-Agonisten nicht gut oder kaum, und ich renne die halbe Nacht in der Wohnung herum.

Langer Rede kurzer Sinn. Die Geschichte mit dem Sport machen hat mehrere Komponenten.

- Da ist die Schwere der Krankheit. Nennen wir es die „1. Dimension".
- Es gilt die Intensität, mit der ein Sport durchgeführt wird, oder die ihm immanent ist, zu bedenken - und zwar im Zusammenhang mit der Schwere der Erkrankung. Das ist die „2. Dimension".
- Wichtig ist auch die Tageszeit, in der ein Sport ausgeübt wird. Bezeichnen wir es als die „3. Dimension".
- Ein zusätzlicher Aspekt ist die Art des Sportes. Ist es etwas Kürzeres, Intensives wie Mannschaftsspielarten, Tennis? Oder ist es Langzeitsport? Oder Schwimmen? Oder hat es mehr und langfristig mit den Beinen zu tun - Wandern, Bergsteigen, Nordic Walking, Joggen, Langstreckenlauf (Marathon etc.)? So ist unumgänglich für jede Sportart zu prüfen, ob und wie sie geeignet ist.

Letztendlich bedeutet es: Man muss je nach Schwere der Erkrankung und persönlicher Konstitution unterscheiden. Als eine Art Faustregel kann man vielleicht von Folgendem ausgehen:

In den frühen Jahren der Krankheit, wenn man noch ohne Medikamente auskommt und die Zappelei noch nicht sehr intensiv auftritt, ist Sport sicher hilfreich. Es ist gut, die Beine zu bewegen und den Körper zu ermüden. Jeder beobachte selbst, ob es zu Zusammenhängen zwischen den Beschwerden, der Dauer und Stärke des Sports oder der Tageszeit kommt. Mit Gewalt lässt sich nichts erzwingen. Lieber weniger, früher am Tage oder kürzer sind die Mittel der Wahl.

Ist RLS erst einmal diagnostiziert, und bekommt man die ersten Medikamente, dann sollte man sich kritisch beobachten und vor allem bei Ausdauersportarten aufmerksam auf seine Körperreaktionen nach dem Sport achten. Es ist, wie auch andernorts in diesem Buch geschildert, bei dieser Krankheit besonders wichtig, auf die Zusammenhänge mit dem täglichen Tun oder Pausieren, dem Konsum von Tabak, Alkohol, Zucker und Koffein, mit dem Tagesrhythmus und dem Sport oder anderen körperlichen Anstrengungen zu achten.
Ist man entsprechend der IRLS-Scale[5] ein schwerer Fall, sollte man mit Ausdauersportarten sehr zurückhaltend sein. Vor allem gegen Abend sind diese zu vermeiden, wenn man keine besonders unangenehmen Nächte plant. Leichte Sportarten, vor allem am Vormittag, sind sicher empfehlenswert, wenn man nicht die persönliche Erfahrung machen muss, dass diese schon tagsüber zu Beschwerden führen. Im Internet gibt es reichlich Menschen, die versuchten RLS bzw. die frühen Erscheinungsformen mit Marathon-Training in den Griff zu bekommen, und bis auf ganz wenige berichten sie von Verschlimmerungen der Symptome. Also sollte man wohl eher darauf verzichten. Insgesamt ist Sport, d. h. Bewegung im weiteren Sinn sicher zu empfehlen.
Schwere Arbeiten, Anstrengungen und Leistungssport sind nur unter sehr genauer Selbst-Beobachtung ratsam. Denkt bitte auch daran, dass Tapezieren, Renovieren, Gartenarbeit und sonstige schwere Haushaltsarbeiten genau so anstrengend wie Sport sind. Wenn sie sich nicht vermeiden lassen, verrichtet sie lieber vormittags als gegen Abend. Tun wir mal so, als würden Pilates, Yoga oder Tai Chi als Sport gelten, dann kann man vielleicht sagen, dass sie Körper und Geist beruhigen sollen. Aber genau diese Beruhigung ist es, die uns RLS-Betroffenen Probleme bereitet. Es sind Zeiten, in denen nichts los ist, wir nicht abgelenkt sind. Genau dann schlagen unsere Beine erbarmungslos zu. Also mein Tipp wäre (ohne dass ich persönliche Erfahrungen mit diesen Methoden habe) sie wenn, dann eher am Vormittag zu praktizieren.

---

[5] Walters AS, LeBrocq C, Dhar A et al: Validation of the International Restless Legs Syndrome Study Group rating scale for restless legs syndrome. Sleep Med 2003; 4: 121-132

Oft wird in Foren abgeraten, „passive" künstliche Entspannungstechniken durchzuführen (z. B. progressive Muskelentspannung, autogenes Training etc.). Hierdurch kann es zu deutlichen Verschlimmerungen der Symptome kommen. Auch hierzu kann ich persönlich nichts sagen. Vielleicht kommt hier Input von euch.

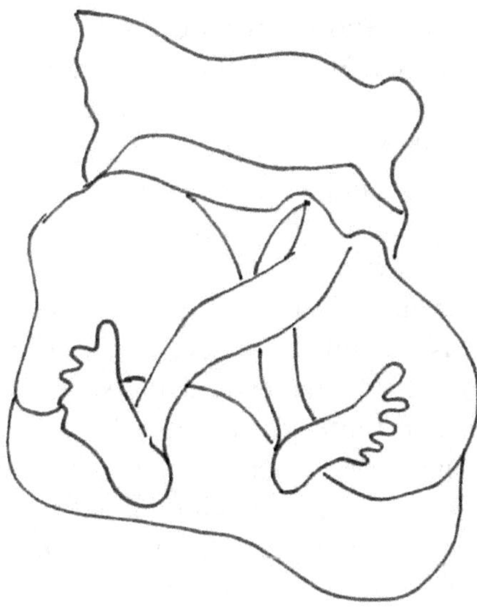

SEX ALS THERAPIE

Autoerotik hilft: „Nur wenn ich wichse, kann ich schlafen", entfuhr es ihm viel zu laut. Der Herr, Anfang Vierzig, der neben mir im Wartezimmer saß, war damit im Lauf unseres Gesprächs plötzlich herausgeplatzt. Ich sah auf, weil ich glaubte, alle sähen nun peinlich berührt oder kopfschüttelnd zu uns herüber und ich fühlte wie ein warmer Schauer mein Gesicht rot färbte.
Wie es dazu gekommen war?
Ich saß schon eine ganze Weile im Warteraum der Sprechstunde für Ruhelose Beine im Klinikum Rechts der Isar in München. Hier hatte ich eine Woche zuvor meine erste Untersuchung und eine sehr ausführliche Anamnese hinter mich gebracht. Ich fühlte mich sehr gut angenommen und hatte, nachdem ich schon zwei Neurologen aufgesucht hatte, das erste Mal das Gefühl, auf wirklich kompetente Menschen zu stoßen. Diese anderen Neurologen (zumindest der zweite) hatten das RLS zwar aus meiner Befragung heraus bestätigt: „Hört sich wirklich nach RLS an, was Sie mir da schildern. Na, ich schreibe Ihnen mal was auf." Gesagt getan, ich nahm das Zeug ein Jahr lang, dann wurde alles viel schlimmer. Aber im Gegensatz zu dieser Sprechstunde war das nur ein liebloses Abfertigen gewesen. Aber das will ich ja hier gar nicht erzählen. Ich saß also im Wartezimmer, das einigermaßen voll mit Patienten beiderlei Geschlechts besetzt war. Aber: Es waren weit mehr Frauen hier als Männer, 9:3 war das Verhältnis. Der Altersdurchschnitt muss um die Fünfzig gelegen haben. Nur dieser Herr und zwei Damen sorgten dafür, dass er nicht noch höher lag - sie waren um die Vierzig. Also mit diesem jüngeren Mann war ich ins Gespräch gekommen. Natürlich redeten wir über RLS, und er jammerte, dass es ihn schon

in so frühen Jahren erwischt hatte. „Normalerweise erst in den Fünfzigern, warum bei mir schon so früh?" Er wiederholte es nun schon das dritte oder vierte Mal, und ich wies genervt auf die Statistik hin, die nur vorgaukele, dass es pünktlich in dem und dem Alter aufträte. Aber das wäre nur anscheinend so, und die Ursachen der Erkrankung lägen doch sowieso noch ziemlich im Dunkel, oder etwa nicht?
Da fing er an, mich mit den ganzen Selbsthilfegruppen aus dem Internet voll zu blubbern. Anfangs war es ja ganz interessant, und ich finde Selbsthilfegruppen ganz toll, aber ich bin kein Fan davon, in einen kleinen Wartezimmer über so etwas wie meine privaten Erfahrungen zu berichten, und er wollte immer irgendwelche Stellungnahmen von mir haben. Aber das kennst du als Wartezimmerprofi ja zur Genüge, was quatsche ich dich damit voll! Wo war ich gerade? Ach ja, ...
„Wenn ich wichse, kann ich schlafen", sagte er zu laut, um heimlich zu sein und schob noch schnell ein „Hinterher, meine ich natürlich", nach. Peinlich, peinlich, und ich wurde knallrot und sah mich um, um die bösen Blicke der anwesenden Damen zu besänftigen und den Sprecher zumindest mimisch zu entschuldigen. Aber nein. Alle, ausnahmslos alle nickten, und sie lächelten sogar dabei. Eine Dame, um die Siebzig, beugte sich zur Nachbarin (der jüngsten der Anwesenden) und flüsterte halbherzig leise: „Bei mir hilft das nicht mehr, leider." Urplötzlich unterhielten sich die Anwesenden mit ihren Nachbarn. Es war, als ob ein Damm gebrochen wäre, und nach und nach erkannte und verstand ich, dass Sex eines der Mittel war, die wirklich helfen - in speziellen Situationen, wo man nicht auf die Wirkung der Medikamente warten will oder kann. Verzeiht mir, aber ich sah im Geiste all diese Menschen bei ihren autoerotischen Aktionen vor mir, und mit einem Mal wurde mir wieder einmal klar, wie verklemmt wir doch immer noch sind, selbst 40 Jahre nach Oswald Kolle und der sexuellen Revolution. Aber egal.
Kommen wir zur Autoerotik bzw. zum Sex überhaupt bei RLS zurück. Nein, das ist kein dummes, Selbsterfahrungsgeschwafel oder kommt von den ach so schlauen Heilpraktikern oder Alternativ-Medizinern etc. Da ist auch nichts wirklich Geheimnisvolles dabei. Wissenschaftler beschäftigen sich mit dem Phänomen schon seit einiger Zeit. Luis Marin von der Federal University von São Paulo, Brasilien, schrieb einen wissenschaftlichen Artikel: „Selbstbefriedigung beruhigt RLS". Nun bin ich nicht sofort ein blinder Fan von brasilianischen

Wissenschaftlern, sorry Kollegen, ich habe da so meine Erfahrungen, und tue sicher manchem Unrecht. In diesem Fall ist es anders. Man muss es als Betroffener einfach mal tun, um zu wissen, dass es stimmt. Gleiches gilt auch für nicht-autoerotischen Sex. Je besser, desto wirkungsvoller. Warum? Na, das altbekannte DOPA wird freigesetzt, und schon wirkt es - fast so wie bei der „normalen" Tablette. Leider ist das keine wirkliche Alternative für die Medikamente. Man stelle sich das vor: Ich nehme beispielsweise 3 Mal am Tag meine Dosis, manchmal sogar öfter. Muss ich mehr sagen? In beiderlei Hinsicht wäre eine Überbeanspruchung nicht nur nicht auszuschließen, sonder eher wahrscheinlich.
Onanieren macht nicht blind, sondern glücklich und damit müde, und dadurch könnten viele der Millionen Menschen, die unter RLS leiden, mal wieder vernünftig einschlafen. Wenn es das nicht wert ist, was dann? Das schienen auch die anwesenden Damen und Herren zu glauben, denn sie sprachen unter Benutzung der unglaublichsten Synonyme für Sex und Masturbation davon, wie sehr sie es genossen (das ist nun eine Vokabel von mir) sich quasi halbmedikamentös, therapeutisch sozusagen, Erleichterung verschafften. Es hörte sich an, wie eine Selbsthilfegruppe zur Glorifizierung des Handjobs bzw. wilden Sexes, die versuchen will, dies bei der Krankenkasse auf Rezept und mit professionellen Hilfskräften beiderlei Geschlechts erstattet zu bekommen. Als Schlafmittelersatz allemal. Naja, ich will mich nicht lustig machen. Hier bin ich ausnahmsweise mal unumschränkt der sonst sehr eindimensionalen Meinung der Alternativmediziner, Homöopathen und Heilpraktiker: „Wer wich ... äh heilt, hat recht."

Dummerweise gibt es auch noch eine andere Seite der Sex-Medaille. Deshalb: „Let's talk about Sex" oder unerwünschte Nebenwirkungen? Ich werde auf dieses Thema im Punkt „WIRKLICH SCHLIMME FÄLLE" eingehen müssen. Denn leider gibt es auch diese andere Seite. Wie bei Sex sicher nicht anders zu erwarten war. Es wäre ja sonst auch zu einfach. Aber es ist anders als du denkst!

ABENTEUER IM SCHLAFLABOR

„Schlafen in einem Labor“ kenne ich aus meiner Zeit, als ich meine Promotions-Forschungen machte. Ich hatte neben meiner Promotionsforschung auch noch einen Vollzeitjob im Naturhistorischen Museum. Daher schlief ich oft vor Erschöpfung ein und wusste damals wirklich nicht, dass meine Beine jemals ein Eigenleben führen und mich dazu bringen würden, überall und zu fast jeder Zeit einzuschlafen, nur weil ich nachts nicht schlafen könnte. Um eine andere Art des Laborschlafs ging es bei einem meiner Condoktoranden, der in späteren Jahren als Versuchskaninchen an einem Projekt im Schlaflabor teilnahm. Es ging um irgend etwas mit Schlaf- und Traumphasen unter Alkoholeinfluss. Kein schlechtes Versuchsdesign, wie er mir später grinsend gestand. Ich schenke mir und euch die näheren Details des Versuches und komme gleich zum Wesentlichen. Nachdem er seine Portion Alkohol intus hatte, (wie sich später, nachdem er aus der Untersuchung herausgeflogen war, herausstellte, war er nur bei der Kontrollgruppe die etwas bekam, das wie Gin schmeckte, aber keinen Alkohol enthielt) gingen die übrigen Vorbereitungen los. Nachdem man eine Art Badekappe mit vielen Elektroden auf seinen Kopf gestülpt und an andere Körperteile geklebt hatte, durfte er ins Bett gehen. Er hatte einen langen Tag hinter sich und war sehr müde. Nachdem er sich noch einen Augenblick Gedanken darüber gemacht hatte, dass es eigentlich eine ungemütliche Situation ist, im Schlaf durch Kameras beobachtet zu werden, und er es schon bereute, bei der Studie mitzumachen, schlief er schnell ein. Wie gesagt, es war ein langer, harter Tag. Der Beobachter, der im Überwachungsraum saß, die Geräte und ihn und die anderen Schlafenden überwachte, machte sich schnell einen Tee und holte die

Rohschrift seiner Dissertationsschrift heraus, um die ersten beiden Stunden noch ein wenig Korrektur zu lesen. Normalerweise passierte hier nicht viel, und wenn erst einmal alle schliefen, war bis ungefähr 01:00 Uhr Ruhe, und alles lief nach Plan. Die Maschinen machten die Arbeit. Dann fiel es ihm auf. Der Proband in Raum 3 fing an zu zappeln. Mehr oder weniger rhythmisch bewegte er auf dem Rücken liegend und leise schnarchend, seine Füße unter der Bettdecke hin und her. Es schien, als höre er eine innere Musik und könne wegen des schnellen Rhythmus die Füße nicht still halten. Während sich der Beobachter noch darüber Gedanken machte, erwachte der Proband. Er setzte sich auf den Bettrand und rieb seine Beine, stand auf und klingelte. Er müsse auf die Toilette. Der Betreuer ging hinein und half ihm mit seiner Messapparatur. Als der Proband zurückkam, waren gerade erst dreißig Minuten vergangen seitdem er eingeschlafen war. Also erneut ins Bett, Elektroden angeschlossen und weitergeschlafen. Was soll ich sagen? Die Zappel-Attacken und das Aufwachen, aufs Bett setzen und nicht schlafen können wiederholten sich mehrmals. Der Versuch musste aus der Wertung genommen werden. Seitdem weiß mein Freund, dass er unter RLS leidet, und nun hätte er bei dem Versuch wieder mitmachen können. Wenn er nicht durch die Einnahme der Medikamente endgültig als Proband rausgeflogen wäre. Aus war es mit dem kleinen Nebenverdienst als Versuchsperson. Die bei ihm auftretenden periodischen Beinbewegungen gehören zwar nicht direkt zum RLS, sondern werden als „periodische Beinbewegungen im Schlaf“ (PLMS) bezeichnet und stellen eine Art erweitertes RLS dar. „Fragmentierten Schlaf“ nennt man dann die in Einzelteile zerfallenen nächtlichen Versuche, zu seinem Schlaf zu kommen. Schlaflaborergebnisse zeigen, dass bei RLS die Einschlafphasen verlängert sind, und dass die Wachzeiten bei 20-40 % der Nacht liegen. Eine grausame Situation, die ich selbst massiv nur in der Vorphase der RLS-Diagnose erlebte habe. Aber auch heute, medikamentös eingestellt, erwischt es mich ab und zu, dieses „Aus dem Schlaf gerissen werden“ und „Zerteilen“ der Nacht. Eine oder zwei Nächte hält man das schon einigermaßen durch, aber jede (oder fast jede) Nacht das gleiche Spielchen zermürbt einen schon sehr. Auch ist dabei zu bedenken, dass die Traumphasen verkürzt oder abgebrochen werden. Diese sind für die „Ordnung“ im Gehirn zuständig und Phasen völliger Muskelentspannung.

Man kann sich gut vorstellen, warum ein Zuwenig hiervon bzw. häufiger Abbruch negativ für den Zustand eines Menschen ist, und dabei ist das häufige Auftreten von Albträumen fast noch das geringste Übel.

Meine Frau hat schon öfter beobachtet, dass ich Zuckungen und Beugungen der Beine habe. Meistens fallen sie bei mir nur relativ schwach aus, ich trete und schlage immerhin nicht um mich. Sie sind auch nicht andauernd, sonder kommen in unregelmäßigen Intervallen und dauern einige Sekunden. Dann macht mein Gehirn eine Pause, wie um sich für den nächsten Schub zu sammeln. Oft wache ich kurz danach auf und muss herumlaufen, weil ich vergessen habe, meine Medikamente zu nehmen, weil es einer dieser Tage ist, an denen das Zeug aus unerfindlichen Gründen nicht so recht wirkt. Es sei fast gespenstisch, wenn ich tief schlafe, nach Anstrengungen so richtig müde und kaputt bin, und gleichzeitig meinem inneren Rhythmus entsprechend mit den Füßen einen Rhythmus auf das Laken zappele, sagt sie. Ich selbst bemerke dieses Zappeln nicht. Nur ab und zu, wenn ich aufwache, habe ich noch so eine Art Nachklang in den Beinen, und ich denke, ich hätte wieder mal Schlagzeug gespielt und die Big Drum mit beiden Füssen getreten. Allerdings sind solche nächtlichen Bewegungen nicht RLS exklusiv, sondern treten auch bei einigen anderen Erkrankungen auf[6]. Immerhin ist es unbedingt ein guter Gedanke, seinem Ehegespons zu sagen, was man beobachtet hat, damit dieser ein verbürgtes Symptom mehr hat, das er zur Anamnese vortragen kann.

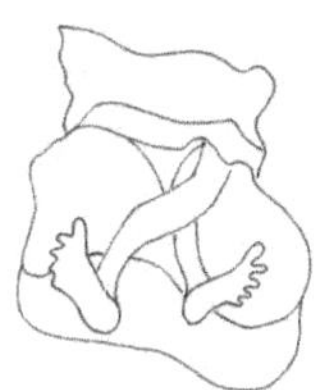

[6] http://www.parkinson-web.de/content/behandlung/therapie_von_begleiterscheinungen/restless_legs_syndrom_rls/index_ger.html

RLS UND DIE LÜGEN

Manch einer, der diese Überschrift liest, denkt: „Wer weiß, was jetzt kommt." Ich möchte jetzt ein Thema aufgreifen, bei dem es mir schwer fällt, nicht sofort zornig und extrem gemein zu werden. Bei diesem Thema ist meine Haut wirklich sehr, sehr dünn.
Esoterik, Pseudowissenschaftler, alternative Heilmethoden, Heilpraktiker, Baubiologen (wenn es um Strahlen, Felder und ähnliches geht), Geschäftemacher, Spinner, Heiler und wer da noch so alles die Welt zu retten verspricht, gehen mir tierisch auf die Nerven. Sicher: Manchmal tut man jemandem mit einem Rundumschlag weh, der aus positiver Überzeugung handelt, aber das ist mir ziemlich egal. Ich habe in meiner beruflichen Arbeit zu viel und zu oft und zu intensiv mit Vertretern dieser Disziplinen Kontakt gehabt, als dass ich noch Toleranz aufbringen könnte. Vor allem, weil bestimmte Praktiken nicht auszurotten sind, obwohl sie seit Ewigkeiten nicht belegt werden können. Ich habe gesehen, wie sie unter der Aussage zu heilen, aufzuklären und zu schützen, viel Leid und Verzweiflung in die Welt brachten. In diesem Sinn: Lasst uns mit einem Fallbeispiel anfangen.

Ein Beispiel:
Barbara war 39 Jahre alt, als RLS über sie herfiel. Es war die übliche Karriere, mit vorzeitigem Aufwachen, Zucken und Zappeln in Beinen und Armen, kein Buch mehr in Ruhe lesen zu können etc. Alles Mögliche schien der Auslöser, nur nicht RLS. Das war ihr weder bekannt, noch brachte sie jemand darauf. Aber sie hatte zweierlei: Erstens eine Abneigung, ja, fast einen Hass auf die Schulmedizin und zweitens ein Faible für alles, was alternativ war oder schien. Also für Homöopathie, Bachblüten, Kräuter, ja sogar Hexenbeschwörung und Heiler und anderen alternativen und esoterischen Kram, schwärmte sie. Alles unter der Prämisse: „Die Schulmedizin bringt einen ins Grab, die Alternativ-"Medizin" in den

Himmel" - aber das natürlich nur im übertragenen Sinn. Aber selbst gebrühte Tees, Waschungen und Schamanengesänge aus dem Internet, Mandalas und Räucherstäbchen sowie Moxibustion und Heilsteine brachten nichts. Was mich natürlich nicht wirklich wundert. Barbara litt immer mehr, und die Schlafstörungen nahmen zu, sie wurde depressiv und verstand die Welt nicht mehr; unter anderem deshalb, weil es im Urlaub schlimmer statt besser wurde (von wegen „Energie tanken!" Die ging dann direkt in die Zappelei und machte sie völlig fertig).

Die übliche Odyssee zum Hausarzt brachte zuerst keine vernünftige Diagnose. Shit Happens. Dann musste das Internet her. Plötzlich machte es „Klick". Sie hatte begriffen, dass sie an RLS litt.

Jetzt schlug, nachdem die Schulmedizin erwartungsgemäß wieder mal versagt hatte, ihre persönliche Stunde der Wahrheit. Sie setzte sich in den Kopf, die erste RLS-Patientin zu sein, die an allen Medizinern vorbei eine Spontanheilung aufs Parkett legte. Sie ging zu ihrem persönlichen Lieblingsheilpraktiker, den sie ihren Freundinnen und Bekannten schon 100 Mal als super verständnisvollen Wundermann empfohlen hatte. Sie besprach mit ihm ihr Leben und ihren Verdacht (in der Reihenfolge). Sie tauschten ihre Abneigung gegen die Schulmedizin aus und versicherten sich ihres gegenseitigen Vertrauens und Empathie. Aus den letzten Blutuntersuchungen beim Hausarzt (Verdammter Kerl, der immer gleich irgendwelche Nadeln in ihren Körper jagt und weder die Pulsanalyse anwendet, noch sich in irgendeiner Weise für ihre Iris interessiert.) hatte sich immerhin ergeben, dass sie einen massiven Eisenmangel hatte. Also erstmal rein mit dem Eisen in den Körper. Der Heilpraktiker riet ihr zu einem Eisenpräparat, rein pflanzlich natürlich, Zincum varerinicum, diversen Globuli und Bachblüten. Er riet ihr zu Yoga, Meditation und Channeling („Ein guter Freund von mir praktiziert diese umwerfende Technik. In Palo Alto direkt neben der bekannten Sternwarte hat er es von direkten Nachkommen der Mayas gelernt."). Wobei selbst Barbara Letzteres zu abwegig erschien, weil sie selbst schon mal in Mexiko war und ihr Bus von einer Bande Mayas beraubt worden war. „Sei es drum", dachte Barbara. Sie kaufte sich die empfohlenen Qigong-Kugeln direkt beim Heilpraktiker. Wie praktisch, da musste sie nicht in der Stadt herumlaufen. Hinzu kamen Fußmassagenroller, Heilsteine und drei Amulette, die ihr eine Freundin (aus Hexenkreisen) schenkte. „Als Grundausstattung reicht es hin", meinte diese Hexe. Aber das nur am Rande. So steuerte die arme Barbara, medikamentfrei und vom Selbstheilungsprozess besessen, immer mehr in den Wahnsinn. Ein Dutzend Jahre dauerte diese Tortur bis sie wegen chronischer Erschöpfung zur Kur musste. Der ungeliebte Hausarzt hatte geholfen: „Verdammt, manchmal braucht man sie einfach." Dort sprach sie mit einer Krankenschwester über ihren Leidensweg. Diese mitleidige Seele und Dienerin des etablierten Gesundheitssystems gab ihr einfach ein paar ihrer eigenen SIFROL® 0,18 mg. Aber Barbara nahm sie nicht, sie blieb gegenüber solchem Teufelszeug (seltsame Vokabel, wenn man bedenkt, dass sie Hexen-Amulette trug) skeptisch. Voller Misstrauen, aber vertraut mit seltsamen Zeremonien, legte sie die Tabletten unter ihr Kopfkissen. Nachdem sie 3 Tage wieder fast gar nicht geschlafen hatte, war ihr Widerstand endgültig erlahmt. Sie nahm eine halbe Tablette (0,8 mg). Alles andere, vermutete sie, hätte sie auf der Stelle vergiftet. So lag sie im Bett, zappelte, zuckte und krampfte mit Armen und Beinen und versicherte sich innerlich immer wieder: „Ich habe es ja gesagt, es hilft nichts." Dann, nach vielleicht einer halben Stunde, war es plötzlich irgendwie vorbei. Nein, sie glaubte es nicht, sie war sicher, dass es ein Fake, eine Missempfindung war, das konnte nicht sein, nein, das durfte nicht sein, dass hätte ja bedeutet, dass sie sich schon lange aus den Krallen des Zuckens und Leidens hätte befreien können. „Aber die verfluchten Nebenwirkungen sind bestimmt entsetzlich", dachte sie noch. Aber ihre Beine blieben ruhig. Sie schlief ein und durch. Als sie erwachte, war alles ganz anders. Sie weinte und lachte, haderte mit sich, sprach die Krankenschwester heilig, verfluchte die Alternativ-Heiler, Homöo-pathen, Akkupunkteure, Hexen und sogar ihren Lieblingsheilpraktiker, die ihr sonst was gegeben und eingeredet hatten. Ihr Leiden, zumindest diese furchtbaren Symptome, waren verschwunden. Zehn plus X Jahre gelitten wegen eines blöden Vorurteils. Sie hatte gelitten wie ein Wurm unter einem LKW-Reifen, jede Nacht. Einige Beziehungen waren inzwischen in die Brüche gegangen oder gar nicht erst zustande gekommen. Ihre Einstellung zur Schulmedizin hat sich geändert. Nicht radikal, aber immerhin. Barbara ist vielleicht ein Extrem, aber leider kein Einzelfall (obwohl ...)

Meine Empfehlung: Redet mit den Leuten, die euch von ihren Schlafproblemen erzählen und scheucht sie zu einem vernünftigen Neurologen. Ihr tut ihnen wirklich einen Gefallen. Sollen sie

weiterhin an ihren esoterischen Kram glauben, sich pendeln und die Karten legen lassen. Aber zusätzlich brauchen sie medizinische Behandlung, um ein lebenswertes Leben führen zu können. Sie können dann ja ausgeschlafen zum Blocksberg fliegen.
Wenn ihr an RLS (egal in welchem Stadium), leidet, werdet ihr live oder im Internet, in Zeitungsanzeigen oder womöglich auf den falschen TV-Kanälen Menschen entdecken, die euch versprechen, mit Alternativmethoden ultimativ helfen zu können. Sie versprechen sogar die vollständige Heilung. Es tut mir leid, aber wenn ich im Internet diese absoluten Wahrheiten lese, die wie auf dem Hamburger Fischmarkt dahergeschrien werden, dann kriege ich das kalte Kotzen. „RLS endgültig heilbar" ist eine dieser aktuellen Überschriften. Da argumentiert jemand, er wäre durch ein Naturheilmittel eines Homöopathen geheilt; und daran wolle er die Menschheit, die von RLS und den geldgierigen Ärzten geplagt würde, unbedingt teilhaben lassen. Er singt ein Lobeslied auf „seine" Methode und „musste" deshalb unbedingt ein Buch schreiben. Weil er darin über ein ganz einfaches für jeden nutzbares Heilmittel spricht. Ja, soll er doch einfach sagen, welches das ist. Tut er aber nicht. Du sollst sein Buch kaufen, dann erfährst du es schon. Alle, die nun vermuten, er würde nur Geschäfte machen, schließt er jetzt nicht mehr in sein Nachtgebet ein, vermute ich zumindest. In seiner überall geschalteten Anzeige finden sich völlig belanglose Atteste, die schlichtweg nichts besagen, als dass er wahrscheinlich an RLS leidet, und dass er wegen dieser Diagnosevermutung untersucht wurde. Seine bahnbrechende Logik, dass ein homöopathisches „Heilmittel" deshalb besonders heilend wäre, weil es chemiefrei sei (was immer er dafür halten mag), ist so alt und so blöd wie die meisten Absolutwahrheiten solcher Menschen. Achtet mal darauf, wie diese Leute von Forum zu Blog, zu Webseite und wieder zurück ziehen, um ihre Botschaft „Ich wurde geheilt" an den Mann/die Frau zu bringen. Aber sie sagen nie genau, „wie". Danke, Menschenfreund! Auf so was kann ich verzichten. Wenn ihr mich fragt, geht es um Geschäftemacherei oder um eine spezielle Art von Paranoia. Ich tendiere aber zu Ersterem.
Krankheiten, deren biologischen Grundlagen man bisher noch nicht vollständig versteht und bei denen nur die Behandlung der Symptome mit der bösen, gemeinen, teuren und den Herrschenden dienenden Chemiekeule übrig bleibt, und weil der Leidensdruck

vieler Menschen vorhanden ist, sind besonders gut geeignet, um sich aufzublasen und für sein Ego, seine Praxis oder/und sein Bankkonto zu polemisieren und zu lügen. Hier können sie zuschlagen die Propheten, Handaufleger und Schamanen und Scharlatane. Sie tragen ihre Schüssler-Salze wie einen Panzer vor sich her, ihre Bachblüten schwenken sie wie einen heiligen Palmzweig und ihre alternativen Heilmethoden wie die neuen/alten 10 Gebote vor sich her. Völlig abgedrehte und wissenschaftlich schon urlange widerlegte und überholte Heilsverkünder wie Hahnemann, Steiner und Co. sind die Verkünder der eigentlichen Wahrheiten unserer Welt und die Grundlage ihrer „Therapien“. Sie kommen daher mit ihrem üblichen Strauß an Mitteln, Verfahren, Prozeduren, die (nur für einen kritischen Menschen) seltsamerweise auch bei hundert anderen Erkrankungen und „Energieverschiebungen“ oder sonst was wirken sollen. Irgend ein im Internet werbender Heilpraktiker (kann jederzeit durch diverse andere ersetzt werden) schlägt dann nach ein paar einleitenden Worten, in denen sich der RLS-Kranke wiedererkennt und denkt „Der Autor verstünde etwas von seiner Krankheit“, folgendes Sammelsurium vor:
Schüssler-Salze, orthomolekulare Therapie / Nahrungsergänzung, Ernährungsumstellung, Ohrakupunktur, Eigenblut- Ozontherapie / Sauerstofftherapie, physikalische Maßnahmen, Bewegungstraining, Mentaltraining, Stress-Management, Phytotherapie, Homöopathie, Bachblüten etc. Das übliche Zeug also, das immer hilft bei den Alternativen bzw. selbstverständlich das, was als besonders gut zu verkaufen gilt. Besonders verrückt ist, dass sie meinen (zumindest wollen sie das ihren Patienten einreden), deine unruhigen Beine aus deinen Augen und deinem Gesicht ablesen zu können (sog. „Antlitzdiagnose“). Mir wird jedenfalls schlecht dabei.

Wenn die eingebildeten (Placebo-)Wirkungen auf unser grausames Zappeln verschwinden, haben sie auch einen wunderbaren Argumentationsausweg zur Hand: „Ja, wenn es denn so einfach wäre.“ Man müsse immer jeden einzelnen Patienten genau und mehrfach untersuchen, bewerten, befragen, befühlen und ich weiß nicht noch was. Erst dann könne man sich der individuellen Therapie nähern, die natürlich immer nachjustiert werden müsse. Natürlich muss der Patient die Therapie auch annehmen. Wenn er das nicht tut, dann ... Ausreden, nichts als Ausreden.

Es gibt im Netz diverse Geräte, Einrichtungen und Wundermittel, die versprechen, dich vor den Symptomen von RLS zu retten. Sieh es mal so: Es ist wie mit den Mitteln gegen Schnarchen. Das Einzige was wirklich hilft ist: nicht zu schlafen. In diesem Zusammenhang möchte ich dich gar nicht davon überzeugen, meiner Meinung zu sein. Nur um eines bitte ich dich: Sei einfach kritisch, skeptisch, und frage dich einfach: „Kann das, was mir versprochen wird, wirklich sein? Warum, wenn es so klar und leicht ist, wird es dann nicht millionenfach angewandt?" Denk daran: „Wer nichts weiß, muss alles glauben." In diesem Sinne: Mach dich kundig und rede mit Leuten, die etwas von der Krankheit verstehen. Vor allem dann, wenn es bei dir damit erst los geht. Ein guter Rat von mir, und ich verstehe wirklich etwas davon, weil ich jahrelang Forschung hierzu gemacht habe. Scheiß einfach jeden raus, der dir einreden möchte, es läge an Wasseradern, Handystrahlen oder DECT Geräten, Hochspannungsleitungen, dem in x Kilometern Entfernung stehenden Radar oder der sogenannten „HAARP-Strahlung" (High Frequency Active Auroral Research Program), dass du RLS-Symptome hast. Das ist nun wirklich alles Unsinn. Du könntest ebenso an den Mann im Mond glauben, oder dass im Inneren der Erde noch eine Parallelwelt existiert. Für all diese Sachen findest du im Internet tolle Webseiten. Aber bedenke bitte: Das Internet hat keine Verlässlichkeitsgarantie. Verlass dich auf deinen Menschenverstand und glaube wenig; überzeuge dich lieber selbst bei seriösen Quellen.

Auch „diagnostischen" Unsinn solltest du meiden. In den USA werden schon erste sogenannte „RLS-Gentests" angeboten. Angeblich kann man voraussagen, ob man „RLS Typ I", also die „ererbte" Form, bekommt. Selbst wenn das in dieser Form möglich wäre, was dann? Was würdest du tun? Es geht um Prädisposition von genetischen Gegebenheiten - konkret für dein vielleicht bevorstehendes RLS. Leider kann man es zusammenfassen zu: „Alles Quatsch." Die Erkundigung: Hatte es Vater, Mutter, Onkel, Tante etc.?" beantwortet die Frage: „Werde ich es bekommen?" hinreichend. Die Antwort: Es kann gut sein, dass es dich erwischt. Mich hat es erwischt, meine beiden Brüder nicht. Das Verhältnis 1:2. In anderer Hinsicht war es umgekehrt, aber nicht sicher: 2:1 Schilddrüsenprobleme (-krebs), 2:1 Ichthyiosis, 1:2 Hautkrebs. Auch die Akupunktur hat RLS als lohnendes Betätigungsfeld erkannt.

Hier wird unter anderem eine sogenannte permanente „RLS-Implantat-Akupunktur" als „Wundermittel" angeboten. Wer es glaubt? Ich jedenfalls nicht.

Zusammenfassend sei noch mal wiederholt: Seid kritisch, geht zum Neurologen; die meisten werden erkennen, was ihr habt. Heilung ist derzeit nicht in Sicht, erfolgreiche Symptombekämpfung ist in den allermeisten Fällen gegen einen gewissen Nebenwirkungspreis zu erhalten. RLS ist eine schwierige Erkrankung, für den Patienten und für die Medizin. Es gibt keine einfachen, absoluten Mittel. Und wenn ihr mir diese Sätze nicht glaubt, seid wenigstens gegenüber den Alternativversprechen ebenso kritisch.

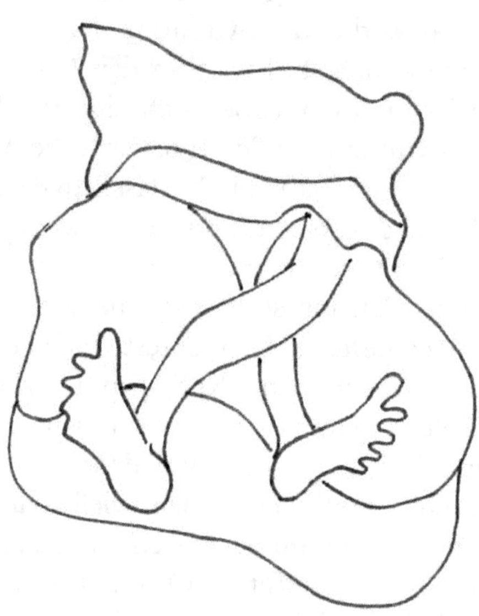

MEDIKAMENTE – AUS PATIENTENSICHT

Nach meinem Wissen (bitte, alles ohne Gewähr, bei Fragen geht zu eurem Arzt) gibt es in Deutschland bisher 4 Präparate, die zugelassen sind. Ich selbst habe nur Erfahrungen mit Restex®, Restex Redard® und SIFROL®. Restex ist ein L-Dopa/Benserazid und SIFROL® ein Non-Ergolin-Dopamin-Agonist, genau wie Neupro® und Ropinirol®. Vielleicht merkt ihr euch nur die Vokabeln L-DOPA und DOPA-Agonist. Diese haben unterschiedliche Wirkweisen, Anwendungen und Nebenwirkungen. Ich gehe in diesem Buch auf sie nur ein, wo es mir sinnvoll erscheint. Außerdem stehen sie in unterschiedlichem Zusammenhang mit Parkinson-Therapien.
Oft werden in der RLS-Therapie an Anfang dopaminerge Medikamente verwendet. Bei großer, chronischer Schmerzsituation kommen auch Opioide zum Einsatz. Insgesamt können diese Stoffgruppen mit heftigen Nebenwirkungen verbunden sein. Fragt unbedingt den Neurologen danach. Aus eigener Erfahrung und den Erlebnissen, die mir berichtet wurden, kann ich das nur unbedingt empfehlen! Näheres über eher psychische Nebenwirkungen steht im Kapitel „WIRKLICH SCHLIMME FÄLLE“. Ansonsten sei auf die Beipackzettel der Medikamente verwiesen. Im Gegensatz zu früher sind sie recht gut, ausführlich und leicht verständlich. Ich denke in diesen Fällen, wenn also Medikamente an unseren Hirn-Transmittern herumschrauben, sollte man wirklich aufmerksam lesen, was dort steht. Konfrontiert euren Arzt damit, und lasst euch erklären, was es damit auf sich hat, und warum er beispielsweise die vorgeschlagenen periodischen Blutuntersuchungen nicht für nötig hält, oder weshalb die möglichen Veränderungen am Herzen nicht untersucht werden[7]. Falls es denn so ist! Passt auf euch auf. Ihr habt nur euch selbst. Also ...

---

[7] http://www.aerztekammerbw.de/10aerzte/20fortbildung/20praxis/60neurologie/1011.pdf

SIFROL®-PARANOIA

„Immer hart am Wind segeln“ [8]ist die Devise. Soll heißen: Ich nehme gerade soviel SIFROL® , wie ich brauche, um über den Tag und die Nacht zu kommen. Das gelingt leider nicht immer. In der Wirksamkeit des Medikaments in Bezug auf meine Physiologie, meinen inneren Zustand und natürlich auch vom Kaffeesatz, hängt es ab, wie gut die Medikamente DOPA-Agonisten wirken. Ich nehme beispielsweise jeweils eine halbe Tablette SIFROL® 0,18 mg mittags 11:30 Uhr, abends 19:30 Uhr und direkt vor dem Schlafengehen, was zu sehr unterschiedlichen Zeiten sein kann. Das sind also je Portion 0,09 mg, und über den Tag verteilt, summiert sich das auf 0,27 mg. Das ist mein normaler Rahmen. Aber manchmal komme ich damit nicht hin. Dann muss ich nachregulieren. Es gibt eigentlich 3 Stadien meiner SIFROL®-„Abhängigkeit“. „Normal“ ist wie oben beschrieben. „Weniger“ immer dann, wenn ich viel auf den Beinen bin und beispielsweise Golf spiele und mich dann nicht ausruhe, sondern wahnsinniger weise noch einkaufen gehe, oder sonst wie in Gang bleibe und dabei möglichst viel stehe, gehe usw. Die dritte Situation ist unschön und hat zwei Komponenten. A) Die Vergesslichkeitsnummer: Ich habe eine der 0,9 mg Portionen vergessen (manchmal glaube ich auch nur, sie vergessen zu haben). Irgendwann passiert etwas Merkwürdiges, das ich wirklich nicht aufklären kann. Mir fällt ein, dass ich die Tablette vergessen habe, und unmittelbar danach beginnen meine Beine zu zappeln. Gleichgültig wie lange es her ist, dass ich die Tablette vergessen habe. Mir ist nicht klar, so sehr ich mir das Hirn auch zermartere, was zuerst war. Das Zappeln, das mich an die Tablette erinnerte oder der Gedanke, dass ich sie vergessen habe. Es macht mich fertig, das nicht zu wissen, weil es Gegenstand immer währender Vorwürfe an mich selbst wird, weil ich denke: „Wäre es mir nicht eingefallen, hätte ich jetzt auch keine Probleme,

[8] Bedeutung: Der kleinste noch segelbare Winkel wird hart am Wind genannt.

weil ich im Theater sitze und keine Tablette dabei habe, oder ich gerade in einer super langweiligen Sitzung hocke und meine Beine mich fertig machen.“ Dieser innere Drang, die Beine zu bewegen, ist wie ein langsam aber unaufhaltsam volllaufendes Fass. Zwischen den einzelnen DOPA-Bömbchen fließt immer mehr der überschüssigen (ich nenne es mal völlig unphysikalisch und fern aller esoterischen Bezeichnungen) „Energie“ aus meinem Hirn in meine Beine, füllt da vorhandene Potenzialplatten auf und schlägt dann, nachdem ich die ersten über den Elektrozaun springenden Energiepferde mental noch abwehren konnte, voll mit einigen, unangenehm schmerzenden Zuckungen zu. Ich wackle mit dem linken Fuß einige Male hin und her, dann ziehe ich den Fuß an, um ihn gleich wieder zu strecken, gleichzeitig pumpt sich scheinbar meine Wade auf, und mein Widerstand erlahmt augenblicklich. Wenn ich dann gerade im Halbschlaf bin oder nicht sofort mit Bewegung oder der vergessenen oder einer zusätzlichen SIFROL® Dosis reagiere, dann habe ich mindestens für die nächste Stunde verschissen. Dann muss ich laufen. Aber lauf du mal mitten im Hamlet irgendwo auf und ab oder im Flugzeug, oder bei irgendeiner anderen Gelegenheit, wo alle sitzen. Dann, wie schon gesagt, habe ich Stehempfänge am liebsten. Oder Golfen oder Wandern oder Treppensteigen oder Rad fahren oder Sex, ich sprach gerade schon davon, oder?

Was also macht das SIFROL® mit mir? Eine ganze Menge Nebenwirkungen: tatsächliche, die mir auch passieren, andere, die nur auf dem Beipackzettel oder in meiner Apotheker-App stehen und ganz schlimme, über die ich später noch berichten werde. Also, was macht SIFROL® nun mit mir? Es macht mich abhängig, ohne mich abhängig zu machen. Kryptisch? Ganz und gar nicht. Ich habe mit SIFROL® so etwas wie eine Überlebenspartnerschaft gegründet. Es ist mittlerweile so etwas wie eine fixe Idee, ein paranoider Zug, eine unentbehrliche Droge in meinem täglichen Leben. Ich habe die Tabletten überall verteilt, im Portemonnaie, in meinem Auto, im Golfbag, in diversen Aktentaschen, im Büro, in der Küche in den Hosentaschen, neben meinem PC, an meinem Lesesessel, im Nachtschrank und an noch zweihundert anderen Plätzen. Ich bestelle Nachschub immer schon einige Wochen im Voraus, in der Angst, dass vielleicht mein Arzt Urlaub hat oder streikt, oder das Rezept auf dem Weg zu mir von der Rezeptmafia entführt wird und sie es zu erpresserischen Zwecken gegen mich einsetzen könnten. Kurz

gesagt: ICH BIN SIFROL®-PARANOID. Ich brauche das Zeug. Mein Hirn braucht es, sonst droht es mit immerwährenden Taifunen, Energieüberschwemmungen und Panikattacken. Du weißt, wie es ist, wenn du gerade merkst, dass du deine Brieftasche mit 1.000 Euro, allen Papieren und Kreditkarten einschließlich der Geheimzahlzettel an der Autobahntankstelle liegen gelassen hast , wo du vor 20 Minuten und 50 km Entfernung getankt hast. Das ist ungefähr vergleichbar mit der Erkenntnis oder auch nur dem Verdacht, dass keine Tabletten erreichbar sind, oder du am Samstagabend in einem Hotelzimmer in Helsinki sitzt, und in dem Medikamententäschchen kein SIFROL® ist, und du hier auch mit Sicherheit keines bekommen wirst. In diesem Zusammenhang brauchen wir unbedingt eine App, in der sich Menschen mit RLS zusammenfinden, um sich evtl. mit Tabletten auszuhelfen.
Dies könnte so aussehen:
„Sitze hier in Köln im Maritim oder im Hotel Kleine Wanze, Nähe Dom, ohne meine SIFROL® 0,18 mg etc. Kann mir jemand aushelfen?“;
„Bin auf Montage in Reykjavik und suche dringend SIFROL® Spender“,
„Biete (Telefon-)Sex für SIFROL®-Vergessliche, danach könnt ihr schlafen.“ Was immer man braucht. Schickt mir einfach eure Ideen.
Auf jeden Fall ist meine frühere fixe Idee, meine Schilddrüsen-Medikamente unbedingt bei mir zu haben eher ein Klacks gegen das, was ich fühle, wenn ich vermute, dass ich keine DOPA-Agonisten zur Verfügung habe. Meine Laune fällt nach down under, und ich bekomme regelrecht Schweißausbrüche. „Alles ganz normal“ sagen mir andere RLSler: „Geht uns auch so...“. Ja, als ob mich das tröstete. Ich habe jetzt kein Zeug dabei, und das Zappeln kann nur noch Sekunden auf sich warten lassen. Zack, zack, da ist es schon, und mir laufen vor Verzweiflung die virtuellen Tränen die Wangen hinunter. Nichts zu machen, das ist wieder die Zerstörung eines Stückchen Lebens. Wandern im Dunkeln, Zappeln, wie der Zappelphilip, Zucken wie die gleichnamigen Mücken und Jammern, wie tausend Klageweiber. Das alles meinte ich mit „hart am Wind segeln“. Das ist Leben mit SIFROL® – Leben mit der virtuellen Sucht. Die unbedingte nicht stoffliche Abhängigkeit von Medikamenten.

AUGMENTATION - EINE SCHRAUBE IM HIRN

Was, wenn eine Therapie hilft und doch das Leiden schlimmer macht?
Ich habe das am Anfang meiner RLS-Therapie mit Restex® erlebt. Zuerst und vor allem als ich die RLS-Symptome noch mit gelegentlichen Gaben vor größeren Ruheperioden in den Griff bekam, also vor langen Flügen zum Beispiel, war es kein Problem. Ich nahm rechtzeitig eine Tablette (L(evo)-DOPA) und hatte dann ziemlich Ruhe für den Flug, oder ich musste noch eine nachwerfen. Fünfzehn Stunden Flug waren dann doch zu lang. Doch dann musste ich immer mehr der Tabletten nehmen, und irgendwann war dann Schluss, denn ich hatte das Gefühl, eine Schraube drehte sich immer weiter in mein Hirn. Da stolperte ich zum ersten Mal über die Augmentation. Wofür gibt es Google?! Das Wort kommt von „Vergrößern" und soll im RLS-Fall bedeuten, dass ein dopaminerges Medikament, wie wir es zur Linderung unserer Symptome schlucken, eine sogenannte „paradoxe Wirkung" hervorruft. Es lindert einerseits ganz klar das Zappeln, Zucken und die Schmerzen etc. Aber es intensiviert bei stabiler Therapie die Symptome auch insofern, als dass es genau die Wirkungen des RLS, die uns so nerven, langsam steigert, so dass wir immer höhere Dosen des Mittels nehmen müssen. Nicht genug damit: RLS dehnt sich auf weitere Teile unseres Körpers aus. Es wird breiter und befällt immer größere Bereiche der Beine und auch der Arme. Dieser Effekt ist zu unterscheiden von einer Art Toleranzentwicklung, wie sie mit der Gewöhnung des Körpers an ein Mittel passieren kann. Es gibt klare diagnostische Anzeichen für eine Augmentation durch Dopaminagonisten, die in der Regel erst nach mindestens einem Jahr der Medikamentennutzung auftreten. Es gibt sogar eine Art Norm, nach der das festgestellt wird. ASRC („Augmentation Severity Rating Scale") ist eine schöne Abkürzung, aber das hilft uns Betroffenen eigentlich auch nicht viel. Diese Scale geht von Augmentation (also Symptomverstärkung) dann aus, wenn der Symptombeginn gegenüber der Ausgangsbasis um mindestens 4 Stunden vorverlegt wurde,

und natürlich auch die räumliche Ausbreitung und ein schnelleres Einsetzen in Ruhe. Die Ärzte streiten noch, ob die Augmentation bei Nutzung von L-DOPA oder von Dopaminagonisten einen stärkeren Augmentations-Effekt verursacht. Kommt es zur Augmentation, schwenkt man in der Regel von Levo-Dopa zu einem Dopa-Agonisten, in meinem Fall also zu SIFROL®. Das half mir für längere Zeit sehr. Außerdem nehme ich ein Eisenpräparat, um meinen Ferritin-Spiegel anzuheben, was von der Deutschen Gesellschaft für Neurologie so empfohlen wird[9]. Ob das hilft? Fragt mich nicht, ich habe zu viel damit zu tun, meine Zappelei und das schmerzhafte Zucken in den Griff zu kriegen, um damit zu experimentieren.

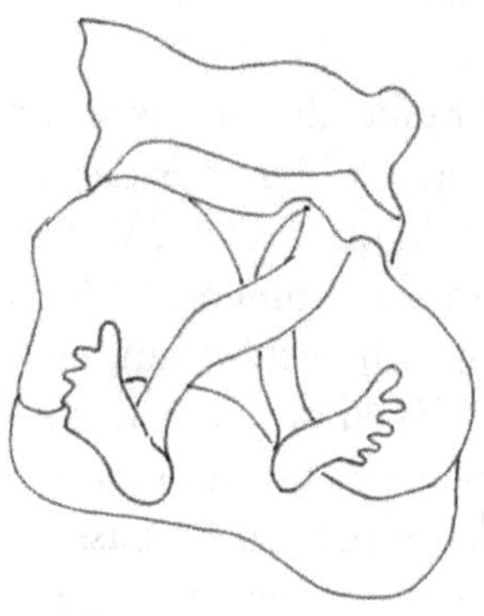

[9] http://www.aerztekammer-bw.de/10aerzte/20fortbildung/20praxis/60neurologie/1011.pdf

WIRKLICH SCHLIMME FÄLLE

Ich schildere diese Fälle nicht, um das Buch interessanter zu machen. Ich schreibe es auf, um den Menschen zu helfen, die dabei sind, zu solchen Fällen zu werden[10]. Oder solchen, die schon in dem Teufelskreis sind, zu zeigen: Ihr seid nicht allein, nicht schwach, oder pervers oder einfach nur furchtbare Menschen. Nein, das seid ihr nicht. Lest, was ich zusammengetragen habe, seht ob es euch etwas angeht und wenn ja: Handelt! Ihr wisst, dass ihr euch nicht schämen müsst. Oder, wenn ihr seht, jemand schmiert ab, interessiert euch für ihn und kümmert euch, bevor es zu spät ist.

Der Fall Oma Liesbeth:
Liesbeth ist 78, seit Jahren hat sie sich mit ihren Beinen herumgeschlagen. Sie hat ein Ritual erfunden, das ihr hilft, zu schlafen, und sie hat sich ihren Mittagsschlaf abgewöhnt. Liesbeth nimmt selten Schlafmittel, aber von ruhigem Schlafen kann sie nur träumen – Ach, wenn wenigstens das ginge. Nun ist ihre Tochter gestorben, der Rest der Familie weit weg, und Liesbeth sucht mit Hilfe des benachbarten Ehepaars nach einem Altersheim, in das sie gehen kann. Wohnen im dritten Stock ohne Fahrstuhl, das Einkaufen, Kochen, Müll hinunter tragen und die vielen mühsamen anderen Dinge des Lebens waren dann doch mehr, als sie bewältigen konnte. Also wurde ein Altersheim gefunden. Sie bekam ein Einzelzimmer, und es war nicht so schlecht. Sie konnte ihr Schlafritual fortsetzen, und das Leben war einigermaßen in Ordnung. Dann wurde sie krank. Nach einer Weile wurde sie ins Pflegeheim gebracht, weil das Heim, in dem sie war, nicht auf Dauerpflege eingerichtet ist. Da war dann plötzlich nichts mehr mit „Beinritual", sie konnte nicht wirklich ausdrücken, was sie quälte und so litt sie

---

[10] http://www.parkinson-web.de/content/was_ist_parkinson/symptome/verhaltensstoerungen/index_ger.html

Qualen. Langeweile, keine Bewegung und Ruhe. Ihre Beine machten ihr das Leben mehr als schwer. Sie zappelte immer mehr und klagte über unspezifische Probleme und klingelte oft, weil durch die Ablenkung zumindest für Augenblicke die Beine schwiegen oder zu schweigen schienen. Sie bekam Beruhigungsmittel. Dann noch mehr davon. Nachts war es ein besonderes Problem. Natürlich waren die Symptome schlimm und wurden immer schlimmer. Dann fiel sie beim Aufstehen aus dem Bett. In der Nacht darauf wieder und dann noch einmal. Sie bekam Gitter ans Bett und noch mehr Beruhigungsmittel. Dann kam, was kommen musste: Sie wurde fixiert, weil sie in ihrer Verzweiflung, sich auf die Füße zu stellen, versuchte aus dem Bett zu steigen. Natürlich bekam sie noch mehr Mittel, um sie ruhiger zu stellen.
Alle wollten helfen, aber sie folterten sie. Was war geschehen? Die Einzige, mit der sie zu Zeiten über ihre Beine gesprochen hatte, und die ungefähr erkannte, was ihr fehlte, war in den Mutterschutz gegangen, und als sie zurückkam, war Oma Liesbeth schon im Pflegeheim. RLS als Diagnose gab es nicht und so dämmerte Liesbeth dahin, bis es irgendwann vorbei war. Liesbeth starb. Zu früh, unter unnötigem Leiden und obwohl niemand Böses wollte, nur weil die Möglichkeit „RLS“ übersehen wurde.
Mein Appell: Achtet auf demente Menschen, Kranke, die sich nicht bewegen können und Alterspatienten. Achtet auf Anzeichen für unruhige Beine. Sprecht mit den Menschen über solche Rituale. Gebt ihnen ihre Medikamente. Sie werden sonst wahnsinnig. Oft sind nicht Neuroleptika die Antwort auf unruhige, sich dauernd an die Beine greifende Alterspatienten. Diese verschlimmern nur die Symptome und machen den Menschen das Leben zur Hölle. Meine persönliche Angst ist, einmal angeschnallt zu werden, nur weil man vergessen hat (ich vielleicht ebenso), dass ich unter RLS leide. So etwas ist meine ganz persönliche Breughelsche Höllenvorstellung.

Der Fall Hypersexualität oder Sexsucht:
„Hallo“
Nur dieses eine Wort tippt sie an ihrem PC sitzend in das Mailformular. Es ist 22:30 Uhr, sie ist saumüde und doch hat sie wieder Angst vor der Nacht. An fünf verschiedene Adressen schickt sie diese Botschaft. Das nennt sich „Baggern“. Die Empfänger wissen dann, dass es sich um eine Frau handelt, die an Sex interessiert

ist. Ihr Profil steht für jeden sichtbar im Netz, und sie weiß aus Erfahrung, dass jetzt diese fünf Männer (sie kann erkennen, dass sie online sind) auf ihre Profil-Seite gehen werden, um zu sehen, wer und was sie da anbietet.
Ihr Profil:
30 Jahre, Nürnberg.
Ich mag: Sex im Freien, Sauna, Sexkino, Sexspielzeug, Swingerclubs, Rollenspiele, Reizwäsche, Bordellbesuch, Exhibitionismus, Parkplatzsex ...
Meine Vorlieben sind: Natursekt, Nylon & Strumpfhose, getragene Wäsche, BDSM, Latex & Gummi, Lack & Leder, Bondage
Für viele Männer vielleicht interessant, für eine bis vor kurzem sexuell durchschnittlich aktive Frau unglaublich.
Zwei Antworten kamen. „Hi, dein Profil klingt vielversprechend, genau wie deine Körperformen. Ich mag so etwas. :-)“. Die Andere ist kürzer: „Hallo, wo wollen wir uns treffen?“
Letzterer ist indiskutabel: zu alt, und sie will niemanden wirklich treffen. Aber der andere ist o.k. Kaum älter als sie, und er klingt gut. Sie sieht auf sein Profil und entscheidet, mit ihm weiter zu chatten.
So ist es fast an jedem Abend. Es ist ihre Art, sich vor dem Schlafen abzureagieren, um schlafen zu können. Aber die Prozedur hat erst begonnen. Sie antwortet: „Das passt ja gut, dein Profil ist auch nicht ohne.“ Er springt an, und es entspinnt sich ein Gespräch, das sie geschickt dahin lenkt, dass er ihr seine Vorlieben, Wünsche und Begierden nennt. Langsam kommt sie in Fahrt. Sie bringt ihn dazu, mit ihr Sex zu haben. Sich virtuell mit ihrem Körper zu beschäftigen. Sie sagt ihm, was sie mag und er tut es - auf der Tastatur. Die schmutzigen Wörter, sie steht auf Dirty Talk, strömen über den Monitor. Er beschreibt, was er tut, und was sie tun soll, und sie befriedigt sich dabei selbst. Bis zur Erlösung. Dann beendet sie das ganze freundlich, aber bestimmt und schnell. Nach den schnell geschriebenen Wörtern: „Es kommt jemand, ich melde mich wieder“, macht sie den PC aus und geht schlafen. Endlich schlafen. Am nächsten Tag ein neuer oder auch mal derselbe Mann. Je nachdem.
Soweit, so „normal“. Aber: Das waren nur die fortgeschrittenen Anfänge ihres damals noch nicht diagnostizierten Leidens. Inzwischen, nach ein paar Jahren, in denen sie unter Einnahme der geeigneten Medikamente relative Ruhe vor der RLS hatte, wurde ein Schalter umgelegt. Sie nimmt nun schon nahezu die höchstmögliche

Dosis der Medikamente gegen ihr Nerven zerfressendes RLS, dessen Nebenwirkungen sie mittlerweile völlig in ihrer Gewalt hat, sie nahezu zerstört, und nach Einnahme fast betäubt und hypersexualisiert hat. Es dient nun nicht mehr der unbewussten Hilfe zur Bewältigung des RLS in Bezug auf das Ein- und womöglich Durchschlafen. Das beschriebene Geschehen hat sich, gesteuert von den Site-Effekten der Medikamente, perfektioniert und ausgebaut. Mittlerweile hat sie es erweitert. Sie bietet Live-Cams an, fast täglich und samstags und sonntags. Das Geld, das sie verdient, ist ihr egal. Sie will diesen Kick, dieses alles zerfressende Gefühl der Sexgier befriedigen. Sie ist auch völlig enthemmt („Impulskontrollstörung" nennt man das). Es gibt praktisch kein Tabu und keine Grenze mehr, die sie nicht schon überschritten hätte. Die Nebenwirkungen des Medikaments gegen RLS haben sie zu einem anderen, dauergeilen Menschen gemacht, der sich sogar inzwischen als Hobby-Hure betätigt, um sich auszuleben. Sie muss ihrem Zwang nachgeben. Rennt tagsüber auf die Toilette, um sich selbst zu befriedigen. Bei jedem doppeldeutigen Keyword reißt es sie in das Brennen ihres Unterleibs hinein, und sie besteht nur noch aus der Verzweiflung, Sex haben zu müssen. Je härter, desto besser. So geht es bis zur Teilnahme an einem Gangbang (seht im Internet nach, was das ist). Als die Männer und die Organisatoren gegangen sind und sie seit über einer Stunde unter der Dusche des Clubs steht, an die 1.000 Euro denkt, die sie in den 2 Stunden mit ungeschütztem Sex verdient hat, übergibt sie sich mehrmals. Eine Art Schockzustand tritt ein. Der Duschkopf schafft es nicht, die Reste der Männer, die sie benutzt haben, wieder aus ihrem Körper herauszuspülen, doch beim Waschen erwacht die Geilheit schon wieder in ihr. Da ist Schluss. Sie zieht sich an, ummantelt sich mit dem Bewusstsein „Das bin gar nicht ich", und geht direkt zu ihrem Neurologen. Ein kurzes Gespräch, ein verständnisvolles Nicken, („Ich verstehe, so selten ist das nicht"), die sofortige Umstellung in der Medikation, „Das wird Ihre Übererregung erst einmal stoppen", die Empfehlung zu einem Psychologen zu gehen, mit dem sie das Geschehen aufarbeiten und hoffentlich bewältigen kann, eine evtl. notwendige Hormontherapie („ Wenn es sich nicht bessert ...") wird in Aussicht gestellt, dann steht sie draußen. Völlig zerstört, ein Wrack, und niemand ist da zum Reden. Darüber kann sie mit niemandem reden. Und was hat das aus ihr gemacht? Unruhige Beine, diese stille, unscheinbare, selten in der

Öffentlichkeit stehende Krankheit, die Frauen öfter trifft als Männer, mehr alte als junge Menschen heimsucht, und deren Symptome man behandeln kann, wobei es zu Verstärkungen der Symptome, der psychischen Abhängigkeiten und diversen fiesen Nebenwirkungen kommen kann[11].

Fallstudie Spielsucht

Er ist 45, Angestellter bei der Post, hat eine Frau, zwei Kinder und RLS. Erst seit zwei Jahren schlägt er sich damit herum. Die Behandlungskarriere war steil, und er ist nun schon mitten drin in der dopaminergen Mühle. Es hilft gut, das Zeug. Alles soweit in Ordnung. Wenn, ja wenn er nicht immer in dieser Spielhalle sitzen würde. Jeden Tag 1-3 Stunden. Zuhause spricht er von Überstunden. Das ist im mittleren Dienst eher selten, aber seine Frau ist arglos; und so ist es kein Problem, diese paar Stunden zu erklären. Am Wochenende ist es schon schwieriger, aber die Fußballbegeisterung, die langen einsamen Spaziergänge mit dem Hund bieten Ausreden, seinem Hobby nachzugehen. Hobby, na ja, so nennt er es bei sich selbst, obwohl es immer größere Bereiche seines Denkens und seiner Probleme einnimmt. Die Stunden, die er sich stiehlt, sitzt er an Spielautomaten.

To make a long story short: Er hat einen Kredit in Höhe von 30.000 Euro laufen, den er nicht bedienen kann, Schulden bei einem Kollegen, 3.000 Euro und 25.000 Euro Schulden bei einem schrägen Vogel, den ihm der Spielhallenbesitzer genannt hat. Als der Brief der Bank mit der Androhung von Zwangsmaßnahmen in die Hände seiner Frau gelangt, platzt die Bombe. Großes Theater, Beichte, gelobte Besserung und Beratung darüber „... wie kommen wir da wieder heraus?“ Ihr Vater hilft und zahlt. Dann ist eine Zeit Ruhe. Niemand kam auf die Idee, dass es die Medikamente gewesen sein könnten, die ihn dazu brachten. Knapp ein Jahr später die gleiche

[11] Die Hypersexualität wird in der Medizin als „krankhaft gesteigertes sexuelles Verlangen“ bzw. „sexuelles Handeln“ bezeichnet, und ist eine der Impulskontrollstörungen. Sie zeigt sich in unkontrolliertem Genuss von Pornographie und Telefonsex, in übermäßiger Selbstbefriedigung und in ausufernden Sexualkontakten. Einige „Sexsüchtige“ beschäftigen sich fast den ganzen Tag mit entsprechenden, manchmal ausgefallenen Tätigkeiten, streben vielmals täglich Orgasmen an, ohne Befriedigung zu finden. Dies geht häufig so weit, dass Partnerschaft, Familie, Beruf und soziale Kontakte vollständig vernachlässigt werden. Diese Verhaltensstörung kann auch zu verheerenden finanziellen Belastungen führen und sogar strafrechtliche Konsequenzen nach sich ziehen. http://tiny.cc/Hypersexualitaet

Situation. Der Vater kann nicht mehr helfen, Zwangsvollstreckung, die Familie zerreißt - Trennung. Und noch immer weiß niemand, woran es liegt.

Status: Er sitzt immer noch an den Spielautomaten, sein Gehalt wird gepfändet. Wenn demnächst herauskommt, dass er Unterschlagungen beging, um die Spielsucht zu finanzieren, dann kommt der letzte Akt des Dramas. Vielleicht kommt dann der Gefängnispsychologe auf die Idee, woran es liegen könnte. Zu spät. Scheiß RLS[12].

Meine Depressionen machen mich fertig
Menschen mit RLS leiden 2-5 Mal häufiger an Depressionen als die Durchschnittsbevölkerung[13]. Das Auf und Ab der Stimmungen kann nicht so auffällig sein, und nur manchmal wird es von anderen bemerkt. Allerdings reicht es manchmal, um wichtige Dinge des Lebens zu vernachlässigen. Es ist unklar, ob die Depressionen eine Ursache oder ein Symptom des RLS ist. Wichtig ist, dass Betroffene mit ihren Angehörigen reden, sie darauf aufmerksam machen, was mit ihnen passieren könnte. Das Wohl und Wehe des Beipackzettels bzw. der Diagnose liegen wie so oft in der offenen Auseinandersetzung mit den möglichen Problemen. Wir müssen aufeinander achten. Das ist mitunter schwer, aber wohl der einzig gangbare Weg.

Wie schon hier und da im Buch berichtet, geht es bei der Behandlung von RLS unter anderem auch um die Stimulierung des neuronalen Belohnungssystems durch DOPA bzw. Dopaminerge Substanzen. Bei ca. 13-17 % der Patienten kann es dadurch zu verminderter Impulskontrolle oder Zwangsstörungen kommen. In Zahlen (nur zur ungefähren Abschätzung) entfallen hiervon 5 % auf Spielsucht, ca. 6% auf Kaufrausch, 4,3 % auf Essattacken, Internetsucht und ca. 3,5% auf einen (hyper-) gesteigerten Sexualtrieb. In dramatischen Fällen kann die Hypersexualität das Sexualverhalten des Patienten bis hin zu Exhibitionismus, vermeintlicher Pädophilie, Ausleben

---

12 Das Spielen selbst dient auch dazu, Problemen oder negativen Stimmungen zu entkommen; immer höhere Beträge werden eingesetzt, um Spannung und Erregung aufrecht zu erhalten.
In der Literatur sind Fälle bekannt, wo Parkinson-Patienten mehrere 100.000 Dollar verspielt haben. Auch in diesen Fällen verschwand aber die Spielsucht nach Absetzen des auslösenden Mittels. http://tiny.cc/Spielsucht

13 J Neuropsychiatry Clin Neurosci 20:101-105 Sleep 2005; 28:891–898 Journal of Neurology 2005, vol. 252, 67-71
J Neuropsychiatry Clin Neurosci 20:101-105 Sleep 2005; 28:891–898 Journal of Neurology 2005, vol. 252, 67-71

tabuisierter Sexualhandlungen oder Homosexualität ändern. Die Behandlung mit Dopamin kann die spezifische Häufigkeit der Zwangsstörungen erhöhen. Deutlich erscheint sie aber oft erst durch die Behandlung mit Dopa-Agonisten. Nach dem Absetzen des Medikaments verschwinden die Symptome normalerweise (das ist seit mehr oder weniger 1983 bekannt). Aber erst 2002 wurde Hypersexualität als eine bekannte Komplikation bei der dopaminergen Behandlung von Parkinson-Kranken benannt. Seit 2006 steht dies auch in den Beipackzetteln der entsprechenden Präparate[14] nicht nur für Parkinsonpatienten, sondern auch für RLS-Erkrankte.

Zusammenfassend kann man sagen: Es kann viel, sehr viel schief gehen, dabei habe ich hier nur die psychischen Fälle geschildert. Echte, körperlichen Kollateralschäden des Kampfes gegen die RLS-Geißel möchte ich an dieser Stelle nicht diskutieren, da hier die Ärzte recht gut Bescheid wissen und nach meinem Verständnis seltener Versäumnisse bei der Therapie begleitenden Überwachung des Patienten vorkommen, als bei dessen psychischer Kontrolle. Hier seien nur einige in jedem Beipackzettel aufgeführte (u.U. dosierungsabhängige) Nebenwirkungsmöglichkeiten genannt:

Psychische Störungen: Halluzinationen mit Verwirrung, Manie, Spielsucht, Kaufsucht, Hypersexualität, paranoide Psychosen, Alpträume.

Physische Störungen: Hypotonie, Orthostase, Übelkeit, Erbrechen, Dyskinesien, Psychosen (häufig visuelle Halluzinationen)

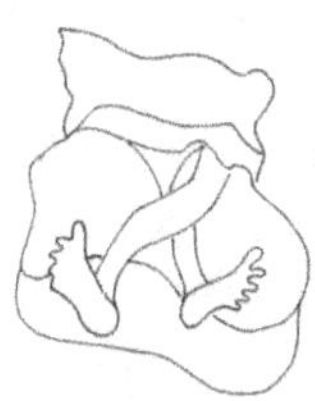

[14] http://de.wikipedia.org/wiki/Ropinirol

SEIT DEM BIN ICH WIEDER ICH

„Soll ich dir was ganz Verrücktes erzählen? Ich nehme fast keine Medikamente für die RLS mehr. Eiseninfusionen sind das Zaubermittel. Seit ich die bekomme, brauche ich nur noch eine Minimaldosis. Ich bin ich weg von diesen Wahnsinnsmengen Requip®. Von 25 mg/Tag, auf 2 mg/Tag. Die Infusionen bekomme ich jetzt seit 3 Monaten, ich habe ab der zweiten schon eine Verbesserung gemerkt. Mein Ferritin war bei 30, wenn ich ihn mit Infusionen auf über 100 bekomme, geht es mir gut."

Dann kam noch ein Satz, der mich sehr berührte:

„Seitdem bin Ich wieder Ich"

Diese Worte einer schwer betroffenen Freundin die sich seit langem, schwerem Leiden mit diesem Scheiß-RLS und den persönlichkeitsverändernden Folgen der Medikation herumschlägt machten mich sofort hellwach.

Ich bin ja nun wirklich ein skeptischer Hund und wenn ich mich von etwas überzeugen lassen soll, das ich nicht für möglich gehalten hätte, dann kracht es in meinem Denkkasten erheblich. Zweifel rumpelten gegeneinander, meine prinzipielle Skepsis und das Misstrauen gegen „medizinische Wunder" kämpften gegen den Wunsch, dass meine liebe Freundin Recht habe und dass dieses Ergebnis vielleicht auch für meine Zappelbeinen etwas bringen könnte. Auch kam mir eine Lehre, die ich von einem meiner Lehrer, einem kauzigen akademischen Rat aus meiner experimentellen Zeit an der Uni bis heute im Kopf habe, in den Sinn: „sehr deutliche und plötzliche Ergebnisse sind oft falsch, oder Projektionen der eigenen Wünsche". All das ließ mich hellwach werden.

Nun ist meine Erstquelle mir gegenüber völlig unzweifelhaft offen und ehrlich, aber natürlich als persönlich Betroffene voller Hoffnungen, subjektivem Empfinden und Erwartungen. Dadurch ist sie natürlich beeinflussbar, sicher nicht hyperkritisch und kann sich also auch täuschen. Also waren das Lächeln und die Freude über so ein tolles Ergebnis für sie und vielleicht für mich und andere RLS-

Kranke echt, aber trotzdem, rein mit dem Skepsisgang ins Hirngetriebe. Zu oft hatte ich in meiner Forschungszeit erleben müssen wie Ergebnisse zerrannen, wenn man die ersten Ergebnisse nach den Regeln der Wissenschaft (z.B. Doppelblind, randomisiert etc.) wiederholte.

Trotzdem war ich natürlich schwer beeindruckt. Ich hatte gesehen, was es heißt, solche Mengen nehmen zu müssen und darunter fast noch mehr zu leiden als unter dem RLS selbst. Ohne Requip® ging es nicht und mit Requip® auch nicht. Es war zum Verzweifeln und die Verzweiflung schrie aus jeder Minute ihres Lebens heraus. Arbeiten, normal Leben und durchs Leben kommen, ging nicht mehr. Die Krankheit, dieses elende, krampfartige Zucken und die Schmerzen, die unendliche Müdigkeit, verbunden mit den unbarmherzigen, die Persönlichkeit zerstörenden Nebenwirkungen, machten das Leben zur Qual.

Daher war sofort klar, dass ich das Thema, sollte es meiner Recherche standhalten, unbedingt und rasch in dieses Buch und meinen Blog aufnehmen musste. Das sollen die vielen schwer RLS-Kranken wissen. Vielleicht hilft es ihnen auch in der gleichen Weise.

Biologische Systeme sind fragil, variabel, nicht hundertprozentig vorhersagbar in ihren physiologischen Reaktionen. Neurophysiologie ist kein Spaziergang und Krankheiten wie RLS und vor allem Parkinson sind zwar schon lange bekannt aber man sucht noch verzweifelt nach Heilung, Linderung und neuen, wirksameren Therapien. Auch ein Zusammenhang mit Eisen ist nicht neu und ich habe an anderer Stelle schon kurz beschrieben und ausgeführt, dass Eisenpräparate eine Begleitmedikation bei der RLS Behandlung sind.

Und nun solche Erfolge. Alle Alarmglocken meiner naturwissenschaftlichen Skepsis lärmten und ich ließ sie klingen, denn sie trieben mich an, der Sache nachzugehen. Ich recherchierte gründlich. Hier nun das Ergebnis:

EISEN INFUSIONEN – MITTEL GEGEN RLS?!

Kurzfassung für Eilige:
Grundthese: RLS hat seine Ursache in einem Eisenmangel des Zentralnervensystems. Dadurch sind offenbar wesentliche Prozesse, die bei der Ansteuerung des Bewegungsapparates gestört, was zu den typischen RLS Symptomen führt. Forschungen zeigen, dass hohe Eisen-Infusionen sich langsam als wirksames Mittel gegen starke Restless Legs Beschwerden etablieren. Sie führen bei guter Verträglichkeit zum Rückgang der typischen RLS Beschwerden. Dies führt im Nachgang dazu, das die Patienten deutlich weniger der massiven medikamentösen Behandlung mit den DOPA-Agonisten Sifrol®, Requip® und Ropinirol® benötigen. Für eine abschließende Wertung ist es noch zu frühfrüh, aber mit dem Ausblick auf größere Patientengruppen und wachsender Erfahrung wird sich die Therapie, da bin ich optimistisch, zu einer probaten Anwendung entwickeln.

Eisen für das Leben

In unserem Allgemeinwissen tummelt sich seit vielen Jahren Eisen im Zusammenhang mit der Medizin, genauer gesagt mit unserem Körper und noch genauer, mit unserem Blut. Immerhin hat es dazu geführt, dass Generationen von Kindern, vor allem blassen Kinder (die armen), Spinat ohne Ende essen mussten. Klar, mittlerweile weiß in unserer „aufgeklärten" Gesellschaft schon wieder jeder von diesem Schreibfehler in einer Liste von Lebensmittel-Inhaltsstoffen und nutzt es als Beispiel um zu zeigen, wie unsicher wissenschaftliche Erkenntnisse sein können. Aber, um ehrlich zu sein, eigentlich ist es nur ein Beispiel dafür, wie genau man bei der Publikation solcher Ergebnisse sein sollte. Also werte ich das mal als zusätzliches Druckmittel für mich, wirklich ordentlich zu recherchieren und zu schreiben, denn Ruck Zuck hat sich sonst ein Fehler eingeschlichen.

Wir brauchen zum Leben Eisen. Man nennt es Spurenelement, weil es im menschlichen Körper nur in winzigen Mengen vorkommt. Man geht von 4-5 Gramm absolut aus. Nun schrieb irgend jemand mal, wir benötigten Eisen für 180 Funktionen um den menschlichen Körper funktionieren zu lassen. Ich behaupte mal, das ist erstens sicher falsch, denn wir wissen nie alles, zweitens ist die Anzahl ziemlich akademisch und drittens ist es auch völlig egal. Denn was wir verstehen müssen ist, wie, wo, wann und warum ist Eisen im menschlichen Körper wichtig und vor allem notwendig ist. Nun ist hier nicht der Ort um eine Abhandlung über diesen gesamten „eisernen" Wissenskreis zu schreiben, aber ein wenig sollten wir verstehen, wovon die Rede ist, wenn von Eisen-Infusionen und letztendlich von der Wirkungsweise solcher Infusionen gesprochen wird. Also kramte ich in meinem Gedächtnis und in neueren Publikationen herum, wie das mit dem Eisen im Blut eigentlich ist und was es eigentlich mit dem RLS zu tun haben könnte. Das Wichtigste habe ich kurz zusammengefasst.

Eisen im Körper finden wir natürlich im Blut, das haben wir alle mal in der Schule gelernt. Das sogenannte Hämoglobin (liegt in den Erythrozyten, den Blutplättchen) braucht Blut zur Sauerstoffbindung. Bestimmte Hormone benötigen Eisen um sich bilden zu können. Der sogenannte Energiestoffwechsel, also die Art, wie wir Nahrung in körperliche Leistung umsetzen ist auch auf Eisen angewiesen. Unsere Muskeln brauchen es, ebenso wie zahlreiche Bausteine des Körpers (Haare etc.) Aber, und das ist für uns im Augenblick das Interessanteste, es wird auch für den Enzymstoffwechsel benötigt. Genau hier scheint das Problem von RLS zu liegen.
Aber zuerst noch ein paar Infos. Wie kommt Eisen in den Körper? Ist klar, oder? Über das Essen. In pflanzlicher und tierischer Nahrung ist Eisen enthalten. In Leber meint man es ja direkt zu schmecken. Nahrung passiert unseren Darm und wird dort vorbereitet. Dann wird das enthaltene Eisen zunächst zu Fe^{2+} umgebaut, von Darmzellen aufgenommen und dem Körper zur Verfügung gestellt. Das sogenannte Hämin aus Fleisch passiert die Darmwand sogar in seiner Ursprungsform.

Wenn du zum Arzt gehst um mit ihm über eine Eisen-Infusions-Thearpie zu sprechen, kann es nicht schaden etwas mehr darüber zu wissen, wie das Eisen, über das wir Reden im Körper vorliegt und wie es gemessen wird.

Serum-Ferritin

Ferritin, von lateinisch Ferrum=Eisen, ist eine Art Behälter für Eisen. Für Eisenhydroxid-Oxid, falls es jemand ganz genau wissen möchte. Dies ist das sogenannte Depot- oder Reserve-Eisen, auch Eisen-Speicher genannt. Der Messwert zeigt den „Füllungsgrad“ des Speichers an. Das meiste Ferritin befindet sich in Zellen. Der Ferritingehalt im Blutserum, in dem sich ungefähr 1/5 des gesamten Ferritins befindet, ist ein deutlicher Anzeiger für den gesamten Speicher den die untersuchte Persson hat. Das meiste Ferritin befindet sich indes in Leber, Milz und Knochenmark. Die Mengenangabe ist normalerweise in ng/ml (Nanogramm pro Milliliter). Die Normalwerte für Erwachse wurden bisher bei 34 – 660 (Männer) bzw 22 – 650 (Frauen) angegeben. Man findet es auch auf den Liter Blut bezogen, dann sind die Werte 60-100 µg/L

Hb-Wert

Er wird meisten in g/dl (Gramm pro Deziliter) gemessen. Er gibt die Menge an Hämoglobin (Hb) im Blut an. Dieser Wert verändert sich mit dem Füllungsgrad des Eisen-Speichers. Also sein Sinken zeigt an, dass der Speicher sich leert, d.h nicht mehr genügend rote Blutkörperchen hergestellt werden. Als Normwert für gesunde Menschen gelten Werte zwischen 14-19 g/dl Männer, 12-17 g/dl Frauen.

So, nun ist aber genug mit dem Eisen. Wer wollte, hat jetzt einen kleinen Überblick, was es damit im allgemeinen in seinem Körper auf sich hat. Zumindest sollten diese Informationen hinreichend sein, um das Folgende nachvollziehen zu können.

Die Idee (erster Teil)

2004 kam James. R. Connor auf einer Tagung in San Diego mit einem Forschungsergebnis heraus, das zeigte, dass Eisenmangel in den Nervenzellen des Mittelhirns von Ratten, die Signalübertragung an den Bewegungsapparat störte. Die Idee die damit verbunden wurde war, dass Eisen für die Synthese, also die Herstellung von DOPA (Dopamin, wir kennen es ja schon aus früheren Kapiteln) verantwortlich ist, nicht hinreichend vorhanden war.

„Die Wissenschaftler hatten einen Teil des Dopamin-Stoffwechsels genauer unter die Lupe genommen: die Produktion und Aktivierung des Enzyms Tyrosin Hydroxylase (TH). Es steuert die Herstellung von Dopamin. Bei Eisenmangel wird es in großen Mengen aktiviert, wie Versuche an menschlichen Zellen und Ratten zeigten. Allerdings bildet sich dadurch nicht wie erwartet mehr Dopamin. Hierzu ist offenbar außer dem Enzym auch Eisen notwendig. Die Zelle bekomme ein Signal, dass Dopamin gebraucht werde, also produziere sie aktives TH, erklärte Connor. Die Aktivität des Enzyms werde aber eingeschränkt, weil Eisen fehlt."[15]

Die Idee (zweiter Teil)

Man wusste aus anderen Studien die neurologisch gesunde Personen mit RLS Patienten verglichen, dass in den Gehirnen der RLS Kranken weniger Eisen gefunden wurde. Man nahm an, es würde nach intravenöser Eisengabe vielleicht zu dazu kommen, dass die Beschwerden abnahmen. Das war eingetreten. Hierbei waren offenbar die Missfunktion eines Eisen regulierenden Eiweiss und die ungenügende Arbeitsweise eines Rezeptors der Eisen durch die Membran transportiert die Ursachen. Letzteres wurde an den Hirnen verstorbener RLS Patienten nachgewiesen.

Die Eisenaufnahme in das Gehirn ist beim Restless Legs Syndrom offenbar gestört. Dies zeigen die Minderung der Transferrin-rezeptor-Expression in den Membranen des Gehirns und die Minderleistung des Eisen regulierenden Proteins in der sogenannten Blut-Hirn-Schranke der Betroffenen. [16]

Kommen wir nun zur Anwendung der bisherigen Erkenntnisse:

Die Basis der Grundthese ist:

RLS hat seine Ursache in einem Eisenmangel des Zentralnervensystems. Dadurch sind wesentliche Prozesse, die bei der Ansteuerung des Bewegungsapparates beteiligt sind gestört. Dies führt zu den typischen Symptomen, die ich schon an anderer Stelle des Buches geschildert habe. Also beeinflussen teilweise entleerte Eisenspeicher bestimmte Prozesse des Gehirns. Als zentrales Element wurde in vorausgehenden Forschungen Eisen identifiziert. RLS ist oft mit verminderten Eisenwerten im Körper der Patienten verbunden.

---

15 http://www.krankenschwester.de/forum/dialyse/4107-fehlendes-eisen-laesst-beine-tanzen-restless.html

16 http://www.neuronews.de/restless-legs/Funktionsverlust-eines-Eisen-regulatorischen-Proteins-im-Geh.htm

Mindestens 40 % der RLS-Patienten weisen deutlich erniedrigte Eisenwerte auf.
Bisher war die Forderung der Serum-Ferritin Gehalt sollte mindestens 50 ng/ml betragen. Neuer Forschungen sprechen von ca. 200 ng/ml als anzustrebenden Wert.
Durch eine intravenös verabreichte Eisengabe konnten die RLS Symptome deutlich und überzeugend gemindert werden. In einer neueren Studie von Sun et al.[17] zeigten beispielsweise 26 von 27 Patienten einen zu niedrigen Ferritinspiegel. Auffällig war, das ein klarer Zusammenhang zwischen dem Grad der Speicherentleerung und der Stärke der RLS Symptome zu finden war. Aber selbst wenn kein wirklich zu niedriger Eisengehalt festzustellen war, konnte eine Eiseninfusion die RLS Symptome verringern.
Die Eisen-Infusionen führten in wissenschaftlich hervorragend gemachten Studien zu positiven Langzeiteffekten.

Unter Behandlung mit Eisensucrose (Venofer®[18]) fiel der IRLS-Score (International RLS Severity Scale Score) innerhalb von sieben Wochen durchschnittlich von 24 (Baseline) auf 12 Punkte (Placebo von 26 auf 20 Punkte. Leissner et al. [19]*).*
In der gesamten Studie wurden dann 60 RLS-Patienten mit schwachem Eisenmangel mit 1000 mg Eisensucrose (29 Personen) oder Placebo (Scheingabe) (31 Personen) behandelt. Nach 11 Wochen sank in der Eisensucrose-Gruppe der IRLS-Wert von 24 auf 7 Punkte und in der Schein-Gruppe von 26 auf 17 Punkte.
Ein weiterer wichtiger Punkt war, dass die RLS-Symptome durch die Eisen-Infusion in der ersten Phase (7 Wochen) und während der Folgezeit (12 Monate) deutlich stärker gemindert wurden, als unter den Scheinbedingungen

Zusammenfassung

Eisenmangel ist eine häufige, aber therapierbare Ursache eines sekundären RLS. Wenn der Eisenstatus (Bestimmung des Serumferritins und der Transferrinsättigung) kontrolliert wird und der

[17] Sun et al, Sleep, 1998 ;21(4):371-7.
[18] Grote L, Leissner L, Hedner J, Ulfberg J. A randomized, double-blind, placebo controlled, multi-center study of intravenous iron sucrose and placebo in the treatment of restless legs syndrome. Mov Disord. 2009;24(10):1445-1452.
[19] Leissner et al., Poster, 12th ECCN Congress, Stockholm 2005

Ferritinspiegel auf hochnormale Werte angehoben wird können gute Ergebnisse erzielt werden.
Ein Zielwert von mind. 50 ng/ml (DGN-Leitlinie) sollte angestrebt werden. Schon Einzeldosen von 500 mg Eisencarboxymaltose können vor allem bei Patienten mit niedrigen Ferritinwerten schnelle Verbesserung der Symptome erreicht werden.[20]
Hohe Eisen-Infusionen etablieren sich als wirksames Mittel gegen starke Restless Legs Beschwerden. Sie führen bei guter Verträglichkeit zum Rückgang der typischen RLS Beschwerden und bringen den Patienten unter deutlicher Verringerung der massiven medikamentösen Behandlung mit den DOPA-Agonisten Sifrol®, Requip® und Ropinirol®. Für eine wirklich abschließende Wertung ist es noch früh, aber mit dem Ausblick auf größere Patientengruppen und wachsender Erfahrung wird sich die Therapie, davon bin ich überzeugt, zu einer nicht mehr wegzudenkenden Anwendung entwickeln.

Infusion, Dosierung, Sicherheit und Wirksamkeit

Die oben zitierten Studien benutzten Ferinject® die als Infusion von bis zu 1000 mg Kohlenhydrat-Eisen-Komplex über mindestens 15 Minuten (maximal 1000 mg/Woche) gegeben oder 200 mg per Injektion pro Tag appliziert (maximal 3 x 200 mg/Woche) wurden. In Bezug der nebenwirkungen verhielt sich Ferinject® vergleichbar zu oralem Eisensulfat. Im Fall meiner direkten Quelle wurde auf ähnliche Weise ihr Wert auf 200 ng/ml gebracht.[21] [22]

[20] http://www.emed-os.de/index.php?id=1149&backPID=813&tt_news=1900
[21] Quelle: journalMED, http://osteoporose.rehawelt.de/index.php?id=1149&tt_news=1292
[22] http://www.emed-os.de/index.php?id=1149&backPID=813&tt_news=1900

DIE HOFFNUNG ZAPPELT WEITER

RLS ist eine lebenslange Erkrankung, für die es derzeit keine Heilung gibt. Einige Therapien können die Symptome minimieren oder zum Verschwinden bringen. Sie ermöglichen ein lebenswertes Leben, ohne diese zermürbenden neuronalen Ereignisse zu erleiden. Oft lassen sie wieder gut schlafen, auch wenn das mit dem Durchschlafen wohl kaum noch klappen wird oder eben so wie das lange Ausschlafen, so wie früher, nicht oder kaum mehr möglich sein wird. Ist RLS also auch ein Grund für „senile Bettflucht"?! Dummerweise werden die Anfallshäufigkeit und die Stärke der Symptome oft mit dem Altern zunehmen. Allerdings gibt es auch spontane Pausen im Symptomgeschehen. Manchmal nur für Tage, Wochen oder sogar Monate. Aber in der Regel kommen die Symptome wieder. Manchmal sogar mit wahrhaft diabolischer Kraft und einhergehend mit steigendem Medikamentenkonsum. Deren Nebenwirkungen sind oft von ebenso großer Bedeutung wie die Erkrankung selbst, und es ist für die Betroffenen schwer, ihr Leben zu managen. Eines ist jedoch auch beruhigend: RLS ist offenbar kein Indikator oder eine Vorläuferform einer anderen neuronalen Erkrankung wie z. B. Parkinson.

Du bist noch am Anfang deiner Krankheitskarriere, egal, wie alt du bist? Wie wäre es, einfach mit der Beachtung der Hinweise, wie man sich die Krankheit und/oder ihre Progredienz ersparen kann?

Kein, oder wenig Koffein (Kaffee, Cola), Reduzierung von Alkohol auf ein Minimum und aufhören mit dem Rauchen. Wenn die Ärzte und selbstbeobachtenden Patienten recht haben, soll das bei Anfallsstärke und dem zeitlichen Einsetzen der Anfälle helfen. Dummerweise hat man ja kaum einen Vergleich. Ich trinke so gut wie keinen Alkohol und rauche nicht. Also bleibt mein Cola-Konsum. Wenn ich es mal schaffe, ihn deutlich zu reduzieren, teile ich euch das Ergebnis bzgl. meiner Erfahrungen mit. Aber man soll die Hoffnung ja nicht verlieren.

Apropos Hoffnung. Wohin geht die Entwicklung? Gibt es Hoffnung für RLS-Patienten und insbesondere für die schweren und schwersten Fälle? Wie schon an anderer Stelle erwähnt, wird primäres und sekundäres RLS unterschieden. Schätzungen gehen davon aus, dass ca. 70-80 % der RLS-Patienten an einem primären, ideopatischen RLS leiden, aber nur 20-30 % an einem sekundären RLS, d. h. einem aus einer anderen Grunderkrankung erworbenen Krankheitsgeschehen. Das dopaminerge und opioide Neuro-Transmittersysteme beteiligt sind, ist aber wahrscheinlich.

Strukturelle Veränderungen des Gehirns konnten bisher nicht zweifelsfrei nachgewiesen werden. Allerdings wurden in PECT- und PET-Untersuchungen erniedrigte dopaminerge, striatale und extrastriatale Rezeptorverbindungen festgestellt. Es gilt aber weiterhin als unklar, ob dies als Ursache der Erkrankung oder als Epiphänomen anzusehen ist.
Verzeiht, jetzt kommt ein bisschen Fachchinesisch:
In funktionellen MRI-Untersuchungen ergaben sich Hinweise auf Beteiligung von Hirnstamm- und Kleinhirnstrukturen. Neurophysiologische Ergebnisse sprechen für eine Disinhibition bzw. Übererregbarkeit von Rückenmarksbahnen mit Beteiligung des Schmerzsystems. Durch Untersuchungen der Schmerzschwellen ergaben sich auch Hinweise auf eine Beteiligung des peripheren und autonomen Nervensystems. Unklar ist jedoch, ob diese als primäre Auslöser beteiligt sind. Außerdem gibt es starke Hinweise auf einen latenten Eisenmangel im Gehirn. Auch bei sekundärer RLS wird Eisenmangel oder eine Eisenstoffwechselstörungen als Mitverursacher angenommen. Hier nun setzten die im vorherigen Kapitel ausgeführten Ergebnisse an.

Mehr als 50 % der RLS-Erkrankungen stehen wahrscheinlich in Verbindung mit einer Vererbung. Bis jetzt konnten sieben unabhängige chromosomale RLS-Loci gezeigt werden. Allerdings wird eine sehr komplexe polygenetische Vererbung erwartet, weil häufig genetische Varianten eine Rolle spielen. Bisher wurden schon einzelne Gene mit Assoziation zum RLS beschrieben: MEIS1, BTBD9, MAP2K5, LBXCOR 1. Die Träger eines Risikoallels zeigen ein um 50 % erhöhtes Risiko, an RLS zu erkranken. Die Allelen MEIS1 und

LBXCOR1[23] besitzen wichtige Funktion in der embryonalen Entwicklung des ZNS. Das erhöhte Vorkommen von Angststörungen und Depressionen bei Erkrankten mit idiopathischem RLS wird in diesem Zusammenhang gedeutet.
In 2012 wurde publiziert, dass Mutationen in dem Gen BTBD9, das mit RLS bei Menschen verknüpft ist, den Schlaf von Fruchtfliegen, dem Lieblingsversuchsmodell der Genetiker, signifikant stören. Die mutierten Fliegen (Modellname: „Insomniac“) wachen oft während der Schlafperioden auf, was dem gestörten Verhalten des menschlichen RLS entsprechen dürfte:
"Der genetische Hintergrund kann unterschiedlich sein, aber die Wirkungen der Mutation sind konsistent mit RLS und denselben modifizierenden Faktoren, wie Dopamin und Eisen[24].“
Die gleichen Mutationen in BTBD9 reduzieren auch Ebenen des Neuro-Transmitters Dopamin in den Fliegen. Es wird ja bekanntermaßen bei RLS eine Art von Mangel in der Dopamin-Signalisierung angenommen. Die Verwendung des Modells der Insomniac-Fruchtfliege Version BTBD9 könnte die grundlegenden Kenntnisse der Biologie dieser Erkrankung erweitern und hoffentlich zu verbesserten Behandlungsmethoden bei RLS-geplagten Menschen führen (siehe Zusammenfassung[25])
Ein weiterer bemerkenswerter Nebenbefund hat sich bei den Experimenten von Amanda Freeman[26] . Die Insomniac-Fliegen leben ein gutes Stück kürzer als andere Fruchtfliegen. Allerdings hat man derartiges bei RLS-Patienten bisher nicht entdeckt; glücklicherweise, möchte ich als Betroffener noch hinzufügen.

Wo geht die Reise hin?
Es tut sich was auf dem Gebiet der RLS-Forschung. Sowohl in der Grundlagen- als auch in der Therapieforschung wurden in den letzten Jahren Fortschritte erzielt. In der Genetik kommt man der Biologie der Krankheit langsam näher. Man beginnt, besser zu verstehen, wie es zu der spezifischen RLS Symptomatik kommt, man verfolgt

---

[23] Winkelmann J: Genetics of Restless Legs Syndrome. Curr Neurol Neurosci Rep 2008; 8: 211-216

[24] http://news.emory.edu/stories/2012/05/restless_legs_syndrome_in_fruit_flies/
[25] http://news.emory.edu/stories/2012/05/restless_legs_syndrome_in_fruit_flies/
[26] A. Freeman, E. Pranski, D. Miller, S. Radmard, D. Bernhard, H. Jinnah, R. Betarbet, D. Rye, und S. Sanyal. Sleep fragmentation and motor restlessness in a Drosophila model of Restless Legs Syndrome. Curr Biol. (2012) Die Studie wurde von den National Institutes of Health (2T32NS007480-11 und 5K12GM000680-12), der Sleep Research Society und das Restless-Legs-Foundation unterstützt.

verstärkt die Idee der Übererregbarkeit des Rückenmarks. Es wird ernsthaft die transkranielle direkte Gleichstromstimulation diskutiert. Erste Studien zeigen offenbar gute Ergebnisse[27].
Inwieweit Cortison-Infusion von Bedeutung sein können, ist wohl derzeit noch sehr offen[28].
Ich schrieb ja schon weiter oben, dass ich erwarte, dass die Eisen-Infusionstherapie, sofern sie wirkliche Langzeitwirkungen erbringen sollte ein geeignetes Mittel ist um trotz starker RLS-Erkrankung beschwerde- und medikationsarm zu leben.

Vielleicht zum Schluss dieses Kapitels noch ein neuer Hinweis: Eine im März 2012 veröffentlichte Studie spricht davon, dass nun auch in einer bevölkerungsbezogenen Untersuchung eine Verbindung von Migräne und RLS gefunden wurde. „Im Rahmen dieser randomisierten Studie wurden die 31.370 Teilnehmerinnen auch auf den Zusammenhang von Migräne und dem Restless-Legs-Syndrom hin untersucht. Unter den Studienteilnehmerinnen gab es 6.857 Frauen, die zu Beginn der Studie oder im Verlauf der nächsten neun Jahre eine Migräne aufwiesen. Es zeigte sich, dass diese Frauen eine um 22 % höhere Wahrscheinlichkeit hatten, auch am Restless-Legs-Syndrom zu erkranken als die Probandinnen ohne Migräne. Eine Beziehung zwischen Migräne und dem RLS ließ sich jedoch nur bei Frauen mit einer aktiven Migräne erkennen. Laut Erstautor der Studie, Dr. Markus Schurks vom Brigham and Women's Hospital in Boston, und dem Universitätsklinikum Hospital in Essen, sollten sich Ärzte einen möglichen Zusammenhang zwischen Migräne und RLS bewusst machen, wenn sie Patienten mit einer der beiden Störungen behandelten. Nur so sei eine optimale Therapie möglich[29].“

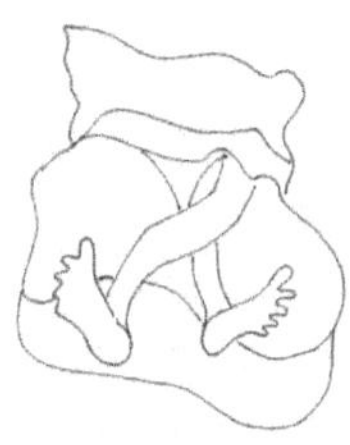

27 http://www.dasschlafmagazin.de/kongresse/thementag-schlaf-2012/restless-legs-und-narkolepsie.html

28 http://www.restless-legs.ch/index.php?id=7

29 http://www.gegenkopfschmerzen.de/blog/2012/03/24/studie-zeigt-zusammenhang-zwischen-migrane-und-restless-legs-syndrom/

ETWAS HINTERGRUND

Das „Restless-Legs-Syndrom" (auch „Unruhige-Beine-Syndrom") ist eine neurologische Störung, die sich dadurch ausdrückt, dass es einen unwiderstehlichen, schmerzhaften Drang gibt, die Beine dauernd, oder ruckhaft und/oder zappelnd zu bewegen. Es wird meistens mit unangenehmen Empfindungen in den Beinen verbunden. Auch handelt es sich oft um Kribbeln, Schmerzen und Juckreiz. Kurz: Es scheint eine Art „Gewitter in den Beinen" zu herrschen und elektrische Ströme jagen durch ein Bein oder durch beide Beine. Auch die Arme können betroffen sein (seltener).

Die wirklichen Ursachen der RSL sind noch weitgehend unklar. Bildgebende Verfahren deuten auf ein Ungleichgewicht von Dopamin hin. DOPA ist ein Botenstoff im Gehirn; unter anderem aktiviert er die Bereiche des Gehirns, die für angenehme Empfindungen, Vergnügen zuständig sind. Der DOPA-Zusammenhang lässt auch eine Verbindung zu Parkinson vermuten, und manche Symptome von RLS sind denen der Parkinsonkrankheit nicht unähnlich, obwohl man die Erkrankungen deutlich differenzieren muss, und sie sich nicht aus der jeweils anderen Krankheit entwickeln.

Das Restless-Legs-Syndrom wurde 1672 zum ersten Mal von dem englischen Anatomen und Arzt Thomas Willis (1621-1675) beschrieben, und in den gesammelten Werken seiner Aufzeichnungen posthum veröffentlicht. Allerdings war es noch nicht in der heutigen Form benannt. Erst 1871 bezeichnete T. Wittmaack die Erkrankung als „Anxietas tibiarum" (Lat.: Angst; die Beine betreffend) 1945 untersuchte K. A. Eckbom[30] das Phänomen an 34 Personen, und

[30] http://www.whonamedit.com/synd.cfm/2337.html

bezeichnete es als Restless-Legs-Syndrom (kurz: RLS). Eine recht gute Übersicht über das Thema RLS bietet NEURO24.de[31]. Es fasst die notwendigsten Informationen zusammen und bietet eine gute Startbasis für die Auseinandersetzung mit der Krankheit.
Für das sogenannte „idiopathische RLS" ist keine andere Ursache als die familiäre Komponente bekannt.
Sekundäres RLS entwickelt sich aus anderen Erkrankungen [Parkinson, Eisenmangel, Schilddrüsenüberfunktion sowie bei Niereninsuffizienz (Dialysepatienten) und verschiedenen neurologischen Erkrankungen]. Wahrscheinlich existiert aber ein gemeinsamer genetischer Hintergrund[32][33]. Zur Feststellung des Schweregrades dient vor allem der IRLS-Scale[34] siehe Seite 78

Das voll funktionsfähige menschliche Gehirn ist auf eine korrekte Regulierung von Dopamin als Botenstoff angewiesen. Das sogenannte „extrapyramidal - motorische System" arbeitet fehlerhaft. Seine Aufgabe besteht darin, Bewegungen, die der Körper machen soll, zu koordinieren. Geregelt werden hier Kraft, Richtung und Geschwindigkeit der Bewegung. Das extrapyramidale System löst die Bewegungen allerdings nicht selbst aus, sondern steuert sie lediglich und sorgt für flüssige, einheitliche Bewegungsabläufe. Hier sind also die Bereiche lokalisiert, die fehlerfreie Arbeitsweise regeln und für weiche, gleichmäßige Muskelaktivitäten und Bewegungen sorgen. Störungen der Tätigkeit der assoziierten Basalganglien können die bekannten Zuckungen und unwillkürlichen Bein/Armbewegungen hervorrufen. Dopaminerge Wirkstoffe wie Pramipexol and Ropinirole werden häufig für die Behandlung solcher Störungen benutzt. Neben ihrem unstrittigen Nutzen, haben sie jedoch auch oft erhebliche unerwünschte Nebenwirkungen.

Noch einmal:
RLS ist die wohl häufigste neurologische Bewegungsstörung und Erkrankung. Es ist so häufig wie Migräne! Wegen einer mangelhaften ärztlichen und öffentlichen Wahrnehmung ist es unterdiagnostiziert,

---

[31] http://www.neuro24.de/restlleg.htm
[32] http://www.medizin-aspekte.de/movie_Restless-Legs-Syndrom_2011-09-28-rls-trenkwalder_v3_pat_238_1.html
[33] http://www.uni-leipzig.de/~pharm/phfn/schlaf3.pdf
[34] Walters AS, LeBrocq C, Dhar A et al: Validation of the International Restless Legs Syn drome Study Group rating scale for restless legs syndrome. Sleep Med 2003; 4: 121-132

mangel- und fehl behandelt. Dieses Buch soll helfen, das sich dies ändert, damit die Menschen nicht unnötig leiden müssen.

Fragebogen für Schweregrad des RLS

Der Patient soll anhand dieser zehn Fragen die Symptome seines RLS bewerten.
Der Examinator darf keinen Einfluss auf die Bewertung des Patienten haben, sollte ihm aber bei Fragen zur Verfügung stehen.

Name des Patienten: ________________

Datum: ________________

1. Als wie stark würden Sie das Unbehagen des RLS in den Beinen oder den Armen bezeichnen?
☐ (4) sehr stark ☐ (3) stark ☐ (2) mittel ☐ (1) schwach ☐ (0) kein

2. Wie gross ist Ihr Bedürfnis, sich zu bewegen wegen der unruhigen Beine?
☐ (4) sehr gross ☐ (3) gross ☐ (2) mittel ☐ (1) schwach ☐ (0) kein

3. Wie stark bessert sich das Unbehagen Ihrer Beine oder Arme, wenn Sie umhergehen?
☐ (4) keine Besserung ☐ (3) leichte Besserung ☐ (2) mittlere Besserung
☐ (1) vollständige oder fast vollständige Besserung ☐ (0) kein RLS, Frage nicht relevant

4. Wie stark ist Ihr Schlaf durch die unruhigen Beine gestört?
☐ (4) sehr stark ☐ (3) stark ☐ (2) mittel ☐ (1) schwach ☐ (0) kein

5. Wie stark ist Ihre Müdigkeit oder Schläfrigkeit wegen des RLS?
☐ (4) sehr stark ☐ (3) stark ☐ (2) mittel ☐ (1) schwach ☐ (0) kein

6. Wie schwerwiegend ist Ihr Syndrom der unruhigen Beine als Ganzes?
☐ (4) sehr stark ☐ (3) stark ☐ (2) mittel ☐ (1) schwach ☐ (0) kein

7. Wie oft haben Sie die RLS Symptome?
☐ (4) 6-7 Tage pro Woche ☐ (3) 4-5 Tage pro Woche ☐ (2) 2-3 Tage
☐ (1) 1 Tag pro Woche ☐ (0) nie

8. Wenn Sie RLS Symptome haben, wie lange dauern diese Symptome an einem durchschnittlichen Tag?
☐ (4) 8 Stunden pro Tag oder mehr ☐ (3) 3-8 Stunden pro Tag
☐ (2) 1-3 Stunden pro Tag ☐ (1) weniger als 1 Stunde pro Tag ☐ (0) gar nicht

9. Wie gross sind die Auswirkungen der unruhigen Beine auf die Verrichtung der täglichen Arbeiten in Familie, Haushalt, Schule und Beruf?
☐ (4) sehr gross ☐ (3) gross ☐ (2) mittel ☐ (1) schwach ☐ (0) kein

10. Wie stark beeinflussen die unruhigen Beine Ihre Stimmungslage (z.B. wütend, depressiv, traurig, ängstlich, empfindlich)?
☐ (4) sehr stark ☐ (3) stark ☐ (2) mittel ☐ (1) schwach ☐ (0) kein

Total Punkte: ____________

Die Bewertung des Schweregrades der Beschwerden erfolgt nach dem folgenden Schlüssel:
sehr schwer = 31-40 Punkte schwer = 21-30 Punkte
mittel = 11-20 Punkte leicht = 1-10 Punkte kein = 0 Punkte

Materialien

Hier findest du eine Sammlung von Links, die ich im Buch verwende, und die unter den Fußnoten oder Anhängen zu finden sind. Die Nummern beziehen sich auf die Fußnoten im Text. Sollten keine Nummern davor stehen, habe ich im Text nicht besonders auf diesen Link/Forum/Blog hingewiesen.

FOREN und Selbsthilfeguppen
(deutschsprachig und sicher nicht vollständig):
Die Aufstellung ist sicher nicht vollständig, jedoch sind die dargestellten die seriösesten und am meisten verbreiteten Foren in deutscher Sprache.

Forum	Inhalt	Link
Deutsche Restless Legs Vereinigung, München	Informationen, Selbsthilfegruppen, Veranstaltungen, Ärzteinformationen	http://www.restless-legs.org/
Selbsthilfegruppen		
Schleswig-Holstein	Landesforum	http://www.restless-legs.org/selbsthilfegruppe/schleswig-holstein/
Hamburg	Landesforum	http://www.restless-legs.org/selbsthilfegruppe/hamburg/
Mecklenburg-Vorpommern	Landesforum	http://www.restless-legs.org/selbsthilfegruppe/mecklenburg-vorpommern/
Niedersachsen	Landesforum	http://www.restless-legs.org/selbsthilfegruppe/niedersachsen
Brandenburg	Landesforum	http://www.restless-legs.org/selbsthilfegruppe/brandenburg/
Berlin	Landesforum	http://www.restless-legs.org/selbsthilfegruppe/berlin/

Forum	Inhalt	Link
Sachsen-Anhalt	Landesforum	http://www.restless-legs.org/selbsthilfegruppe/sachsen-anhalt/
Nordrhein-Westfalen	Landesforum	http://www.restless-legs.org/selbsthilfegruppe/nordrhein-westfalen/
Hessen	Landesforum	http://www.restless-legs.org/selbsthilfegruppe/hessen/
Thüringen	Landesforum	http://www.restless-legs.org/selbsthilfegruppe/thueringen/
Sachsen	Landesforum	http://www.restless-legs.org/selbsthilfegruppe/sachsen/
Rheinland-Pfalz	Landesforum	http://www.restless-legs.org/selbsthilfegruppe/rheinland-pfalz/
Saarland	Landesforum	http://www.restless-legs.org/selbsthilfegruppe/saarland/
Baden-Württemberg	Landesforum	http://www.restless-legs.org/selbsthilfegruppe/baden-wuerttemberg/
Bayern	Landesforum	http://www.restless-legs.org/selbsthilfegruppe/bayern/
Bremen	Landesforum	http://www.restless-legs.org/selbsthilfegruppe/bremen/
RLS Österreich	Informationen, Selbsthilfegruppen Veranstaltungen	http://www.restless-legs.at/home/home.html
200028.Forum-romanum	Diskussionsforum	http://200028.forumromanum.com

BLOGS

Für RLS gibt es zwar einige englischsprachige Blogs, aber kaum etwas in deutscher Sprache. Der Blog über RLS bei Kindern wurde deshalb hinzugefügt, weil es nur sehr wenig über dieses Thema gibt.

Blog	**Inhalt**	**Link**
Kevinmd Blog	RLS und Kids (engl.)	http://www.kevinmd.com/blog/2012/09/restless-legs-syndrome-children-kids.html
Medproduktion	Infos	http://blog.medproduction.de/index.php/medizin/1781-restless-legs-syndrom-mehr-als-nur-unruhige-beine
Gewitter in den Beinen	Infos, Buchblog des Buchautors	http://RLSheute.wordpress.com

LINKS/ZITATE & ABKÜRZUNGEN

Fußnote	Thema	Link
1	RLS und Theodor Fontane	http://gutenberg.spiegel.de/buch/4434/34
2	Allg. RLS Informationen	http://www.liliput-lounge.de/themen/restless-legs-syndrom/
3	RLS allg.	Ekbom KA.Restless legs: a clinical study.Acta Med Scand.1945;158(suppl):1-122
4	RLS Schweregrad	Walters AS, LeBrocq C, Dhar A et al: Validation of the International Restless Legs Syndrome Study Group rating scale for restless legs syndrome. Sleep Med 2003; 4: 121-132
5	RLS und Parkinson	http://www.parkinson-web.de/content/behandlung/therapie_von_begleiterscheinungen/restless_legs_syndrom_rls/index_ger.html
6	RLS Fortbildung	http://www.aerztekammerbw.de/10aerzte/20fortbildung/20praxis/60neurologie/1011.pdf
7	Hart am Wind	Bedeutung: Der kleinste noch segelbare Winkel wird „hart am Wind“ genannt

8	RLS Fortbildung	http://www.aerztekammer-bw.de/10aerzte/20fortbildung/20praxis/60neurologie/1011.pdf
9	RLS Verhaltens-störungen	http://www.parkinson-web.de/content/was_ist_parkinson/symptome/verhaltensstoerungen/index_ger.html
10	Hypersexualität	Die Hypersexualität wird in der Medizin als „krankhaft gesteigertes sexuelles Verlangen bzw. sexuelles Handeln" bezeichnet, und ist eine von den Impulskontrollstörungen. Sie zeigt sich in unkontrolliertem Genuss von Pornographie und Telefonsex, in übermäßiger Selbstbefriedigung und in ausufernden Sexualkontakten. Einige „Sexsüchtige" beschäftigen sich fast den ganzen Tag mit entsprechenden, manchmal ausgefallenen Tätigkeiten, streben vielmals täglich Orgasmen an, ohne Befriedigung zu finden. Dies geht häufig so weit, dass Partnerschaft, Familie, Beruf und soziale Kontakte vollständig vernachlässigt werden. Diese Verhaltensstörung kann auch zu verheerenden finanziellen Belastungen führen und sogar strafrechtliche Konsequenzen nach sich ziehen. http://tiny.cc/Hypersexualitaet
11	Spielsucht	Das Spielen selbst dient auch dazu, Problemen oder negativen Stimmungen zu entkommen; immer höhere Beträge werden eingesetzt, um Spannung und Erregung aufrecht zu erhalten. In der Literatur sind Fälle bekannt, wo Parkinson-Patienten mehrere 100.000 Dollar verspielt haben. Auch in diesen Fällen verschwand aber die Spielsucht nach Absetzen des auslösenden Mittels. http://tiny.cc/Spielsucht

12	RLS Schlaf	J Neuropsychiatry Clin Neurosci 20:101-105 Sleep 2005; 28:891–898 Journal of Neurology 2005, vol. 252, 67-71
13	Ropinirol	http://de.wikipedia.org/wiki/Ropinirol
14	RLS Genetik	Winkelmann J: Genetics of Restless Legs Syndrome. Curr Neurol Neurosci Rep 2008; 8: 211-216
15+16	RLS Genetik	http://news.emory.edu/stories/2012/05/restless_legs_syndrome_in_fruit_flies/
17	RLS Genetik	A. Freeman et all: Sleep fragmentation and motor restlessness in a Drosophila model of Restless Legs Syndrome. Curr Biol. (2012) Unterstützt von National Institutes of Health (2T32NS007480-11 und 5K12GM000680-12), der Sleep Research Society und das Restless-Legs-Foundation.
18	RLS Schlaf	http://www.dasschlafmagazin.de/kongresse/thementag-schlaf-2012/restless-legs-und-narkolepsie.html
19	Cortison	http://www.restless-legs.ch/index.php?id=7
20	RLS + Migräne	http://www.gegenkopfschmerzen.de/blog/2012/03/24/studie-zeigt-zusammenhang-zwischen-migrane-und-restless-legs-syndrom/
21	Wittmaack-Ekbom syndrome	http://www.whonamedit.com/synd.cfm/2337.html
22	RLS Infos	http://www.neuro24.de/restlleg.htm
23	RLS Video	http://www.medizin-aspekte.de/movie_Restless-Legs-Syndrom_2011-09-28-rls-trenkwalder_v3_pat_238_1.html
24	RLS Vortragsfolien	http://www.uni-leipzig.de/~pharm/phfn/schlaf3.pdf
25	Versch. Quellen	Walters AS, LeBrocq C, Dhar A et al: Validation of the International Restless Legs Syndrome Study Group rating scale for restless legs syndrome. Sleep Med 2003; 4: 121-132

	Allg. Informationen	http://de.nachrichten.yahoo.com/blogs/in-form/restless-legs-wenn-die-beine-zur-belastung-werden-144100507.html
	Fachklinik	http://www.schoen-kliniken.de/ptp/medizin/nerven/bewegung/restless-legs-syndrom/news/
	Sex + RLS	http://blog.medproduction.de/index.php/medizin/1781-restless-legs-syndrom-mehr-als-nur-unruhige-beine
	Sex + RLS	http://www.newscientist.com/article/dn20323-masturbation-calms-restless-leg-syndrome.html
Engl. Lit.	**Author(s)**	**Short summary**
	Cesnik E, Casetta I, Turri M, Govoni V, Granieri E, Strambi LF, Manconi M. Transient RLS during pregnancy is a risk factor for the chronic idiopathic form.	Seventy-four women who experienced restless legs syndrome during previous pregnancy, and 133 who did not, were included in the study. The incidence of restless legs syndrome was 56% person/year in women who experienced the transient pregnancy restless legs syndrome form, and 12.6% person/year in subjects who did not, with a significant 4-fold increased risk of developing chronic restless legs syndrome in women who presented restless legs in the previous pregnancy. Considering further new pregnancies during the follow-up period, the restless legs symptoms reappeared in 58% of the cases, while they emerged for the first time in only 3% of women who had never experienced restless legs syndrome. The transient pregnancy restless legs syndrome form is a significant risk factor for the development of a future chronic idiopathic restless legs syndrome form, and for a new transient symptomatology in a future pregnancy.
	Connor JR, Ponnuru P, Wang XS, Patton SM, Allen RP,	Data from a variety of sources provide a compelling argument that the amount of iron in the brain is lower in individuals with restless legs syndrome compared with

	Earley CJ.Profile of altered brain iron acquisition in restless legs syndrome.	neurologically normal individuals. Moreover, a significant percentage of patients with restless legs syndrome are responsive to intravenous iron therapy. …. We hypothesize that the source of the brain iron deficit is at the blood-brain interface. … Divalent metal transporter, ferroportin, transferrin and its receptor were upregulated in the choroid plexus in restless legs syndrome. Microvessels were isolated from the motor cortex of 11 restless legs syndrome and 14 control brains obtained at autopsy and quantitative immunoblot analyses was performed. … This study reveals that there are alterations in the iron management protein profile in restless legs syndrome compared with controls at the site of blood-brain interface suggesting fundamental differences in brain iron acquisition in individuals with restless legs syndrome. Furthermore, the decrease in transferrin receptor expression in the microvasculature in the presence of relative brain iron deficiency reported in restless legs syndrome brains may underlie the problems associated with brain iron acquisition in restless legs syndrome. The consistent finding of loss of iron regulatory protein activity in restless legs syndrome brain tissue further implicates this protein as a factor in the underlying cause of the iron deficiency in the restless legs syndrome brain. …
	Earley CJ, Silber MH. (2010). Restless legs syndrome: understanding its consequences and the need for better treatment. Sleep Med. 11:807-15.	Luis Marin and colleagues at the Federal University of São Paulo, Brazil, who report on the novel treatment this month in Sleep Science, speculate that the release of orgasm-related dopamine might play a role in the alleviation of symptoms.

	Marin, L., Felicio, A., & Prado, G. (2011). Sexual intercourse and masturbation: Potential relief factors for restless legs syndrome? Sleep Medicine, 12 (4) DOI: 10.1016/j.sleep.2011.01.001	An orgasm provides one of the biggest natural blasts of dopamine available to us. When Gert Holstege at the University of Groningen, the Netherlands, and colleagues scanned the brains of ejaculating men, he said the resulting images resembled scans of heroin rushes.This temporary increase in dopamine may act in a similar way to drugs that mimic the hormone, granting the man in question enough relief from his restless legs to allow him a full night's sleep. While the proverbial five-knuckle shuffle has already been shown to protect men against prostate cancer and ease hay fever, researchers have yet to discover any detrimental side effects to the visual system.

GLOSSAR & ABKÜRZUNGEN

Keine Sorge, man muss das nicht alles lesen um dieses Buch zu verstehen ☺

Bezeichnung	**Bedeutung**
ADHS	ADHS-ADS AufmerksamkeitsDefizit(Hyperaktivitäts)Störung
Adipositas	Fettleibigkeit
Allele	Verschiedene Ausbildungsformen des gleichen Gens, die zu unterschiedlicher Merkmalsausprägung führen.
Anxietas tibiarum	(Lat.: Angst; die Beine betreffend) alter Name von RLS
App	Software-Anwendung für Smartphones (Application)
ASRC	(Augmentation Severity Rating Scale, Verfahren zur Messung der Augmentation bei RLS-Patienten
Augmentation	Als Augmentation (Anhebung) bezeichnet man eine anhaltende Verschlechterung des Schweregrades der Symptome des RLS bei medikamentöser Behandlung.
Autoerotik	Selbstbefriedigung
Basalganglien	Basalganglien sind ein Netzwerk tief innen in der Mitte des Gehirns gelegenen Hirnstrukturen; beteiligt an der Bewegungskoordination.
BTBD9	Das Gen wird im Zusammenhang mit RLS diskutiert
Chatten	(Echtzeit-)Kommunikation zweier oder mehrer Personen im Internet

DGN	Deutsche Gesellschaft für Neurologie
Dialyse	Blutreinigungsverfahren, das bei Nierenversagen eingesetzt wird
Disinhibition	Bedeutung: Hemmung einer Hemmung, also eine Art Aktivierung durch Aufhebung einer Hemmung im menschlichen Gehirn.
DOPA	Dopamin ist ein monoaminer Neurotransmitter. Parkinsonkranke leiden unter einem Mangel an Dopamin, der durch das Medikament L-Dopa teilweise ausgeglichen werden kann.
DOPA-Agonist	Dopaminagonisten sind Wirkstoffe, die ebenso wie Dopamin in der Lage sind, Dopamin-Rezeptoren zu stimulieren. Werden häufig bei RLS angewendet.
dopaminergen	Auf Dopamin reagierend; Dopamin (als Neurotransmitter) enthaltend.
Dyskinesien	Störungen des Bewegungsablaufs.
E-Book	Elektronisches Buch auf speziellen Lesegeräten und auf Computern lesbar.
extrapyramidal	Unwillkürliche, nicht bewusst gesteuerte Bewegungen; außerhalb der Pyramidenbahn.
Hypotonie	Zu niedriger Blutdruck.
Idiopathie	Bedeutung: Krankheit ohne bekannte Ursache. Alle Erkrankungen unbekannter Ursache, bei denen das Symptom die Krankheit darstellt und nicht auf einen bekannten krank machenden Vorgang zurückzuführen ist.
Impulskontrollstörung	Verhaltensablauf, bei dem ein negativ erlebter Anspannungszustand durch ein impulsiv ausgeübtes Verhalten entspannt wird (Kaufen, Spielen, Essen, Nägelkauen, Auto-Rasen, exzessive Masturbation, Selbstverletzungen usw.).

Insomniac	Genveränderte Fruchtliege. Model für die Genforschung bei RLS.
IRLS-Scale	Internationale Schweregrad-Skala für RLS.
Kollateralschäden	Begleitschaden
L-DOPA	Levodopa, auch L-DOPA, ist die Abkürzung für L-3,4-Dihydroxyphenylalanin. Das Restless-Legs-Syndrom (RLS) wird häufig mit L-DOPA behandelt.
LBXCOR	Das Gen wird im Zusammenhang mit RLS diskutiert.
LBXCOR1	Das Gen wird im Zusammenhang mit RLS diskutiert.
Levo-DOPA	Siehe L-DOPA.
MAP2K5	Das Gen wird im Zusammenhang mit RLS diskutiert.
MEIS1	Das Gen wird im Zusammenhang mit RLS diskutiert.
MRI-Untersuchungen	Magnetresonanz-Tomographie. Diagnose-Methode, bei der mit Hilfe von Magnetfeldern zweidimensionale Schichtbilder des Gehirns angefertigt werden.
Muskeltonus	Aktivitätszustand eines Muskels.
Neupro®	Neupro® hat den Wirkstoff Rotigotin, der zur Arzneimittelgruppe der Dopaminagonisten gehört. Sie stimulieren Dopaminrezeptoren im Gehirn.
Neuro-Transmittersysteme	Endogene, biochemische Botenstoffe, die Informationen der Nervenzellen untereinander über Synapsen (Kontaktstelle) transportieren.

Non-Ergolin-Dopamin	Pramipexol und Ropinirol sind non-ergoline Substanzen. Verglichen mit ergolinen Dopaminagonisten besitzen sie weniger Nebenwirkungen. Dopaminagonisten werden entsprechend ihrer chemischen Struktur in Ergot- und Non- Ergotderivate unterschieden.
Opioide	Eine Therapie mit Opioiden (Apomorphin oder Methadon) kann notwendig sein, um bei schwersten RLS-Fällen eine minimale Lebensqualität zu gewährleisten.
Paranoia	Psychische Störung, in deren Mittelpunkt Wahnbildungen stehen. Man bezeichnet einen Menschen als „neurotische paranoide Persönlichkeit", wenn er eine übertriebene Empfindlichkeit gegenüber Zurückweisung, sowie Misstrauen zeigt (Misstrauen, Verschwörung, Eifersucht).
Parkinson	Morbus Parkinson. Muskeln können nur wegen der beeinträchtigten Steuerung über das Gehirn mit der Folge einer Steifigkeit (Rigor) oder dem Zittern (Tremor) nicht mehr richtig eingesetzt werden. Dopaminmangel im Striatum ist für die Krankheit verantwortlich. Die Parkinson-Krankheit ist nach dem M. Alzheimer die häufigste neurodegenerative Erkrankung.
PECT- und PET-Untersuchungen	PET/CT (Positronen-Emissons-Tomographie) moderne bildgebende Diagnostik-Verfahren.
Prädisposition	„Genetische Prädisposition" beschreibt die Beobachtung, dass im Genom mancher Menschen bestimmte Gene bereits auf eine noch nicht aufgetretene Erkrankung hinweisen (spezielle Brustkrebsart, RLS, etc.).
Pramipexol®	Dopaminagonist mit hoher Selektivität und Spezifität an D2/3-Dopamin-Rezeptoren. Der Wirkstoff ist Pramipexol. Therapieform für ideopathisches RLS und Morbus Parkinson

Psychosen	Schwere psychische Störung, mit zeitweiligem Verlust des Realitätsbezugs.
randomisierten	Auf gut Glück, wahllos, zufällig; sinnvoll bei bestimmten statistischen Untersuchungen.
Restex® Redard	Retard: Arzneiform, bei der ein Arzneistoff verlangsamt freisetzt wird.
Restex®,	"Restex® ein Präparat, das Levodopa und den Enzymhemmstoff Benserazid enthält; Benserazid steigert die Wirksamkeit von Levodopa (L-DOPA). Die Kombination wird bei RLS und Morbus Parkinson verschrieben.
RLS	Restless-Legs-Syndrom.
RLS-Loci	Ort eines Gens im Zusammenhang mit RLS auf einem menschlichen Chromosom = Struktur, die Gene und damit Erbinformationen enthält.
Ropinirol®	Dopaminagonist. Es wird vornehmlich in der Behandlung der Parkinson-Krankheit und des Restless-Legs-Syndroms eingesetzt.
SIFROL®	Enthält den Wirkstoff Pramipexol. Sifrol® ist für die Behandlung des RLS zugelassen. Siehe auch http://www.sanego.de/Medikamente/Sifrol/ .
Symptomatisches RLS	Sogenannte sekundäre RLS wird durch Krankheiten bzw. Eisenmangelanämie, Niereninsuffizienz mit Dialyse, Morbus Parkinson u. a. neurologische Erkrankungen verursacht.
transkraniell	nicht-invasive Technologie, bei der mit starken Magnetfeldern Bereiche des Gehirns sowohl stimuliert als auch gehemmt werden können.

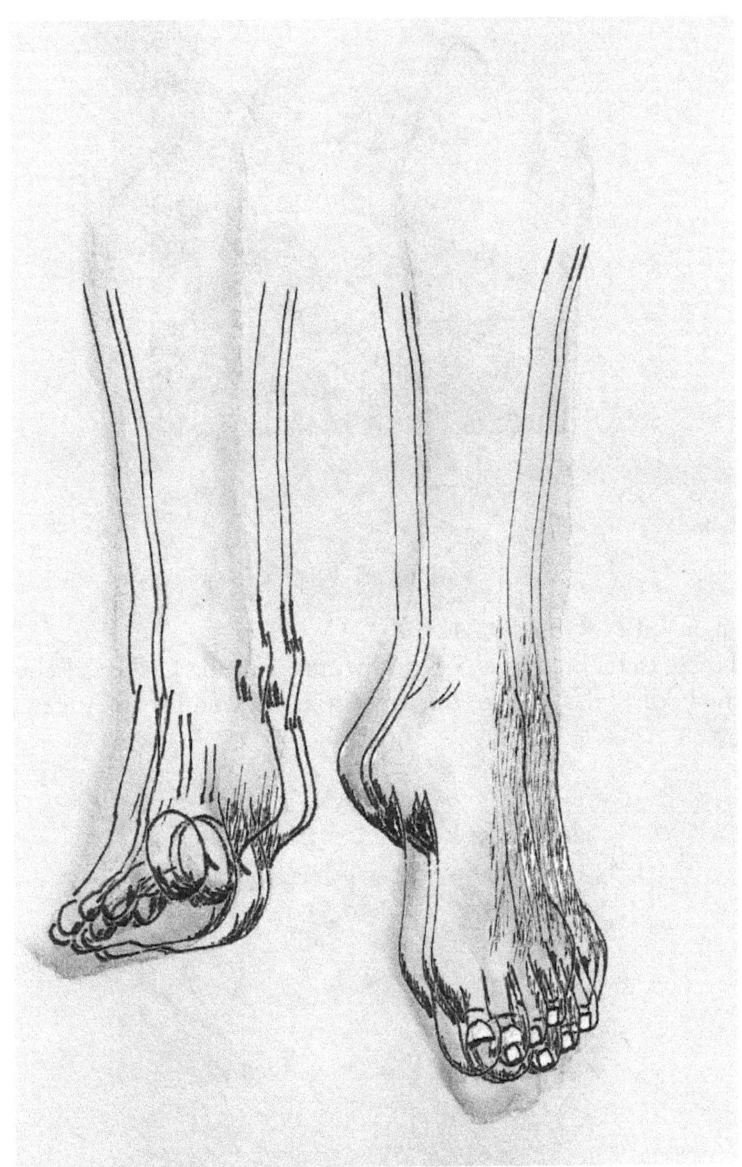

Zeichnung: ZARA Stetten, Hamburg

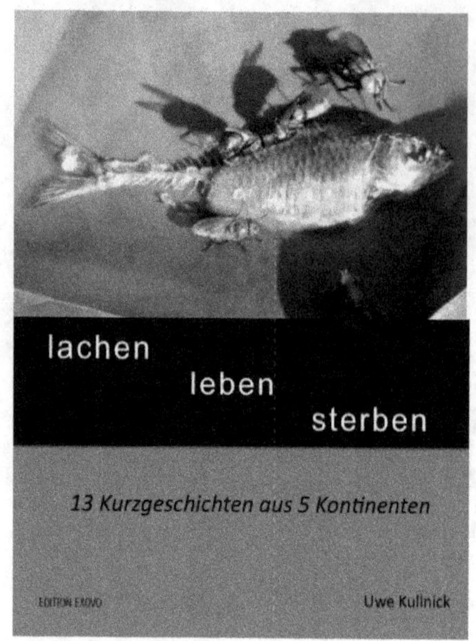

Amazon ISBN 978-1480242432
16 Kurzgeschichten aus 5 Kontinenten zeigen, Lachen, Leben und Sterben, kurz, das Leben, wie es sein kann, wenn man Augen hat zu sehen.

LEOPARD
STACHELSCHWEIN & CO.

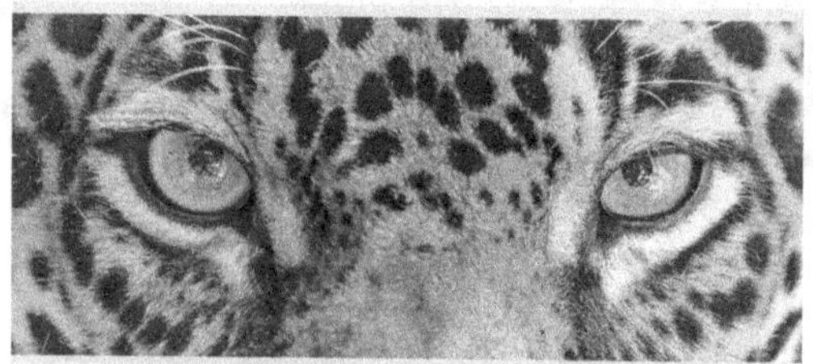

STACHELSCHWEINTANZ UND ANDERE WILDE GESCHICHTEN

UWE KULLNICK

Amazon ISBN 978-1479206476
Ein Lese- und Vorlesebuch für Kinder von 6-11 Jahren. Hier geht um Forschung und Abenteuer mit nicht alltäglichen wilden Tieren. Abgeschlossene Tiergeschichten voller Unterhaltung, Spannung und Informationen erwarten den Leser.

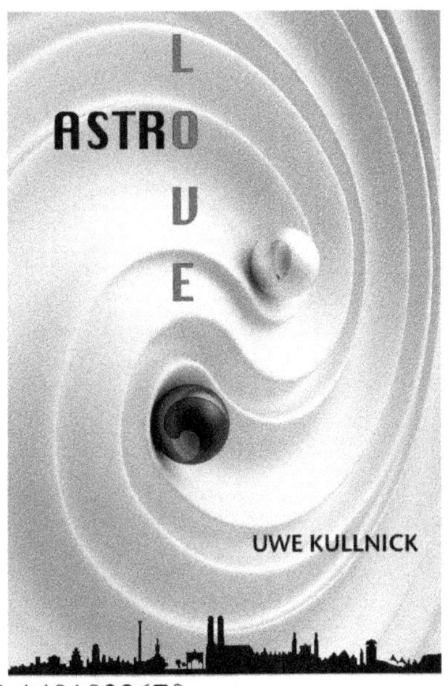

Amazon ISBN 978-1481832670
Brennende Engel - Seelenmassagen - S.e.x.
VORSICHT! Pendeln, Wahrsagen, Traumdeuten, Astrologie, Homöopathie, Wunder, Engel, Hexen, Schamen, Handlesen usw. Zum Zerkugeln witzig.

GROßDRUCK

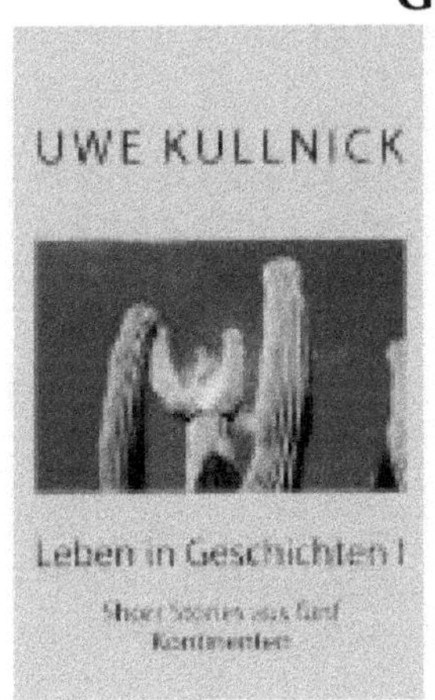

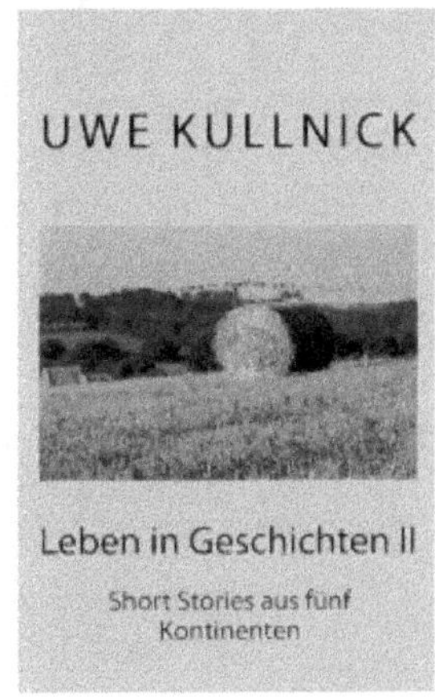

I

Amazon ISBN 978-1480242326 ISBN-13: 978-1480247680

16 Kurzgeschichten aus 5 Kontinenten zeigen, Lachen, Leben und Sterben, kurz, das Leben, wie es sein kann, wenn man Augen hat zu sehen.

.

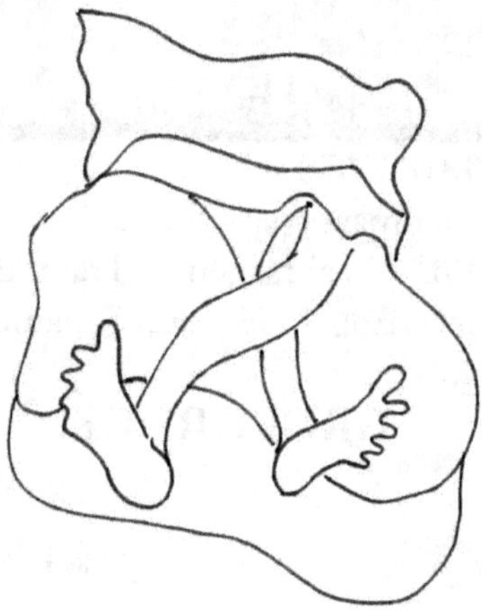